Verstand ist nicht alles – Leben mit Demenz

Dement werden – sich selbst vergessen, hilflos sein, sich lächerlich machen: Für viele Menschen ist das ein Schreckensbild und geradezu ein Synonym für ein würdeloses Leben. Ende des Jahres 2021 lebten in Deutschland fast 1,8 Millionen Menschen mit Demenz, dem schleichenden und unumkehrbaren Verlust der kognitiven Fähigkeiten. Angehörige und Begleitende sind vielfach hilflos in der Beziehung und Interaktion mit an Demenz erkrankten Menschen. In diesem *Leidfaden*-Heft liegt der Schwerpunkt nicht auf Umgangs*techniken* mit an Demenz erkrankten Menschen, sondern auf der Einfühlung, dem Verständnis und der Würdigung einer Welt, in der nicht die Vernunft die vorherrschende Rolle spielt.

»ich lebe in meiner Welt
und ihr,
ihr lebt in eurer Welt,
berühren sie sich noch,
meine und eure Welt?
oft bleibe ich am liebsten in meiner Welt
sie reizt mich nicht mehr, eure Welt
der Klugheit und Logik.
manchmal kommt ihr in meine Welt,
wenn ihr mich pflegt,
wenn ihr mir sagt, was gut sei für mich.
das strengt mich oft an,
denn auch ihr seid oft angestrengt
wenn ihr mir begegnet
und das will ich nicht.
und lasst mich, so wie ich bin
vergesslich – aber lebendig
dement – aber empfindsam
klein im Kopf – aber groß im Herzen.«
(gekürzt nach Birgit Enders)

Monika
Müller

Lukas
Radbruch

Erich
Schützendorf

Leidfaden, Heft 1/2023, S. 1, ISSN 2192-1202, © 2023 Vandenhoeck & Ruprecht

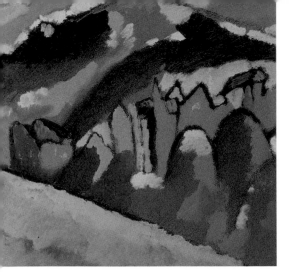

15 Peter Wißmann | Demenz ist eine gesellschaftliche Herausforderung

Inhalt

1 Editorial

4 Ingo Kilimann
Das Krankheitsbild

7 Hildegard Nachum
Die Weisheit der Demenz

10 Almut Guercke-Bellinghausen
Eltern und Demenz – Eine gemeinsame Reise

12 Carmen Birkholz
Und am Ende wird in der Erinnerung das Meer blau sein – Trauern als ein Königsweg für Angehörige in einem Leben mit Vergesslichkeit

15 Peter Wißmann
Demenz ist eine gesellschaftliche Herausforderung – Okay, doch jetzt bitte ein Blick nach vorn!

18 Michael Hagedorn
Im Bilde sein – Quergedanken

20 Thomas Klie
Würde, Autonomie und Selbstbestimmung

24 Erich Schützendorf
Gibt es ein Recht auf unvernünftige Selbstbestimmung?

28 Ulrike Platz
Im Garten der Erinnerung – Gartenräume für Menschen mit Demenz

30 Susanne Hirsmüller
Warum ein Hospiz nicht immer der beste Ort sein kann – Menschen mit Demenz im Hospiz

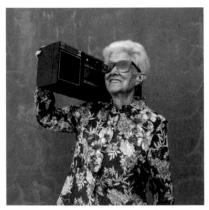

24 Erich Schützendorf | Gibt es ein Recht auf unvernünftige Selbstbestimmung?

34 Silke Nachtwey | Die Eden-Alternative

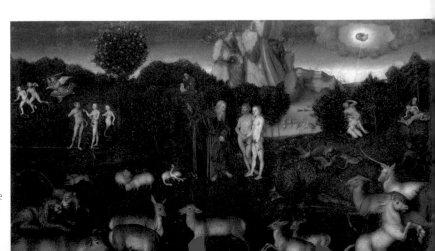

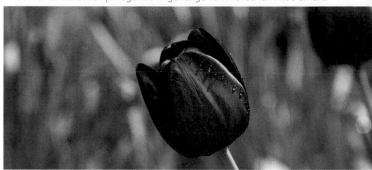

51 Fernando Carlen | Pflegende Angehörige von Menschen mit Demenz

34 Silke Nachtwey
Die Eden-Alternative

39 Christian Müller-Hergl
Personzentrierte Pflege von Menschen mit Demenz

45 Christine Sila
Wertschätzung, Beziehungsarbeit und Achtsamkeit in der Pflege anhand des mäeutischen Pflege- und Betreuungsmodells von Cora van der Kooij

48 Karin Eder
Validation im Pflege- und Betreuungsalltag

51 Fernando Carlen
Pflegende Angehörige von Menschen mit Demenz – Nur ein Unglück?

55 Elisabeth Grünberger
Die Körpersprache auf der Reise mit Demenz

63 Albert Lukas
Tipps zum Umgang mit Menschen mit Demenz und herausfordernden Verhaltensweisen

66 Jan Sonntag
Musik erreicht den ganzen Menschen – Musiktherapie bei Demenzen

70 Barbara Wachendorff
Pflanze unmögliche Gärten – Erfahrungen aus dem Theater mit Menschen mit Demenz

73 Ingrid Kollak
Menschen mit Demenz durch Märchenerzählen beruhigen und aktivieren

78 Steffi Kubik
Noch besuchen mich schwimmende Worte – Demenz und Kreatives Schreiben

82 Michael Ganß im Interview mit Renate Müller De Paoli
DemenzArt – Kunst und Demenz

85 **Fortbildung: Innenleben der Demenz verstehbar vermitteln/Lebensqualität erhalten – Die Selbsterfahrungsmethode des demenz balance-Modells**

88 Christiane Ohl
Ein bisschen was geht immer – Vorsorge für das Lebensende für Menschen mit kognitivem Unterstützungsbedarf

91 **Aus der Forschung: Sich aneinander orientieren – Eine Studie zu Interaktionen zwischen Menschen mit Demenz und Bezugspersonen**

63 Albert Lukas | Tipps zum Umgang mit Menschen mit Demenz

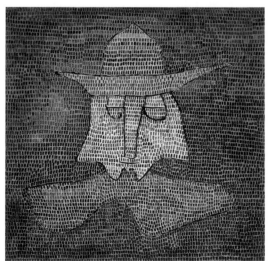

94 **Rezensionen**

98 **Verbandsnachrichten**

102 **Leidfaden Academy**

103 **Vorschau Heft 2 | 2023**

104 **Impressum**

Das Krankheitsbild

Ingo Kilimann

Symptom und Ursache

Für eine medizinische Behandlung ist es immer wichtig, Symptome zu erkennen und mit diesem Wissen auf die möglichen Ursachen zu schließen. Das ist mit Demenzerkrankungen nicht anders. Die Gedächtnisstörung beispielsweise ist ein Symptom, das dem Behandelnden hilft, die Ursache – also die Erkrankung hinter der Demenz – zu erkennen. Die Alzheimer-Erkrankung ist die häufigste Ursache für eine Demenz. Das ist wohl auch der Grund, warum bei der Demenz Symptom und Ursache oft vermengt werden. Eine Demenz ist medizinisch definiert als erworbene (also nicht von Geburt an bestehende) Störung mit geistigen Einbußen, die seit mindestens sechs Monaten besteht und so ausgeprägt ist, dass im Alltag (Einkaufen, Haushalt, Finanzen) Unterstützung benötigt wird.

Schweregrad

Die Einteilung in Schweregrade dient dazu, die Behandlung und die Hilfsmaßnahmen für Menschen mit Demenz und deren Angehörige passgenauer zu gestalten. Die Demenz bei einer Alzheimer-Erkrankung wird in drei Stadien – der leicht-, mittel- und schwergradigen Demenz – aufgeteilt. Bei der leichtgradigen Demenz gelingen viele alltägliche Aufgaben wie kleinere Einkäufe oder das Bedienen des Telefons ohne oder mit nur wenig Hilfe. Bei der mittelgradigen sind schon für viele, bei der schwergradigen Demenz für alle Alltagssituationen, wie etwa der Körperpflege oder der Essensaufnahme, Hilfen notwendig.

Für die medizinische Diagnostik und spätere Therapie werden die Erkrankungsstadien vor der Demenz immer relevanter. So werden im Test nachgewiesene Gedächtniseinschränkungen, die im Alltag gut beispielsweise durch vermehrte Notizen oder häufigere Kontrollen ausgeglichen werden können, als leichte kognitive Störung (häufig mit der englischen Bezeichnung mild cognitive impairment – MCI) bezeichnet. Das MCI ist ein so genanntes Risikostadium, das heißt, Menschen mit einer MCI haben ein höheres Risiko als Menschen ohne MCI, später an einer Demenz zu erkranken. Dieses Risiko kann auf Wunsch des Patienten durch sogenannte Biomarker (siehe Abschnitt Diagnostik) noch genauer bestimmt werden. Eine exakte Vorhersage, ob und wann jemand eine Demenz bekommt, ist jedoch weiterhin nicht möglich.

Demenzursachen

Mehr als die Hälfte aller Menschen mit Demenz haben eine Alzheimer-Erkrankung. Typisch für diese Form von Demenz ist, dass frühzeitig eher das Kurzzeitgedächtnis verändert ist. Später sind alle Gedächtnisbereiche betroffen, so dass Arbeitsabläufe, Sprache und Verhalten sich ebenfalls verändern. Bei der fronto-temporalen Lobärdegeneration (FTLD) ist die Merkfähigkeit am Beginn der Erkrankung zumeist noch intakt. Die Erkrankung hat zwei Erscheinungsbilder: eine Sprachvariante (Primär Progressive Aphasie – PPA) und eine Verhaltens- oder Behaviorale Variante (bvFTLD). Die bvFTLD ist besonders belastend für die Angehörigen, die gesamte Bandbreite von Verhaltensveränderungen sind möglich: von vermehrter Aggressivität und körperlicher Gewalt bis Antriebslosigkeit und Apathie. Ein erhöhter Sexualtrieb ist bei dieser und anderen Formen der Demenz nicht selten. Der Umgang damit fällt verständlicherweise vielen schwer, aber auch dies ist ein Symptom der Erkrankung und kann behandelt werden.

Weitere Demenzursachen sind zum Beispiel die Lewy-Körperchen-Erkrankung, die besonders von Wahrnehmungsstörungen (Halluzinationen) und einer sehr wechselnden Aufmerksamkeit geprägt ist. Bei dieser wie auch bei der Demenz bei einer Parkinson-Erkrankung ist die Bewegungssteuerung im Gehirn deutlich früher beeinträchtigt als bei der Alzheimer-Erkrankung oder der FTLD. Alle genannten Erkrankungen sind neurodegenerative Erkrankungen, bei denen Nervenzellen zugrunde gehen. Bei der zweithäufigsten Demenzform, der vaskulären Demenz, ist zusätzlich auch die Durchblutung des Gehirnes gestört.

Je nach Ursache beginnen die Erkrankungen in unterschiedlichen Regionen des Gehirns (daher die unterschiedlichen Symptome zu Beginn) und breiten sich im Verlauf über das gesamte Gehirn aus. Manche Gedächtnisstörungen sind Symptome anderer Erkrankungen und können sich nach Behandlung oder Operation ganz oder teilweise rückbilden. Dies ist beispielsweise bei verändertem Hirnwasserdruck (Normaldruckhydrocephalus) oder entzündlichen Erkrankungen der Fall. Auch schwere psychische Störungen können zu einer Demenz führen.

Diagnostik

Werden Gedächtnisstörungen bei sich selbst oder einem Angehörigen vermutet, so ist die Hausarztpraxis eine gute erste Adresse. Im ärztlichen Gespräch können die Behandelnden bereits abschätzen, ob eine weitere Diagnostik notwendig ist oder nicht. Auch kleinere Gedächtnistests können dort zur Einordnung der Beschwerden weiterhelfen. Sollte eine weitere Diagnostik empfohlen werden, so wird dies zumeist in Expertenzentren wie Gedächtnisambulanzen angeboten. Dort werden ebenfalls in einem Gespräch die Beschwerden, Vorerkrankungen (auch in der Familie), Medikamente und soziale Situation sowie Bildung erfragt. So können die Ergebnisse aus dem anschließenden Gedächtnistest besser beurteilt werden. Sollte sich der Verdacht auf eine Gedächtniserkrankung erhärten, so wird mittels Kernspintomografie (auch Magnetresonanztomografie – MRT) eine Aufnahme vom Gehirn angefertigt. Eine Blutprobe dient zur Überprüfung der wichtigsten Organfunktionen. Dies ist wichtig, um potenziell heilbare Ursachen für die Demenz aufzudecken. Immer häufiger wird das Nervenwasser nach sogenannten Biomarkern untersucht. Diese spezifischen Eiweiße können bei Nachweis die Diagnosesicherheit deutlich erhöhen.

Behandlung

Die neurodegenerativen Demenzerkrankungen sind weiterhin leider nicht heilbar. Es ist jedoch teilweise möglich, die Geschwindigkeit der Zunahme an Gedächtniseinschränkungen durch Medikamente zu verlangsamen. Sie wirken symptomatisch, greifen also nicht in den biologischen Erkrankungsprozess ein. Momentan stehen zwei Substanzklassen zur Verfügung, die je nach Stadium der Erkrankung eingesetzt werden können. Dies gilt allerdings nur für die Alzheimer-Erkrankung und (mit Einschränkungen) für die Demenz bei der Parkinson-Erkrankung. Für alle anderen neurodegenerativen Erkrankungen sind diese Präparate nicht zugelassen.

In der Entwicklung und gelegentlich in der Presse thematisiert sind sogenannte krankheitsmodifizierende Medikamente. Diese Substanzen greifen direkt in den Krankheitsprozess ein und sollen so ein Fortschreiten verhindern. Lei-

Yuliya Koldovska/Shutterstock.com

der konnten die bisherigen Substanzen die in sie gesetzten Hoffnungen bisher nicht erfüllen, die Forschung an diesem Behandlungsansatz wird jedoch weitergeführt. Physio- und Ergotherapie können die Mobilität und den Erhalt der Alltagsfertigkeiten unterstützen. Auch Logopädie zum Erhalt der Kommunikationsfähigkeit ist empfehlenswert, was insbesondere bei der besonderen Demenzform der PPA gilt. Wichtig sind darüber hinaus Behandlungsangebote für Angehörige: Es gibt Schulungen und Angehörigengruppen, die über das Krankheitsbild aufklären, den Umgang mit der Erkrankung und den Menschen mit Demenz üben und hierdurch helfen, die eigene Belastung etwas zu reduzieren. Dies hilft nachweislich auch dem Menschen mit Demenz.

Vorbeugung

Jeder kann in seinem Leben das eigene Risiko, an einer Demenz zu erkranken, in einem gewissen Umfang vermindern. Dies gelingt zum Teil mit ärztlicher Hilfe, denn ein medikamentös gut eingestellter Diabetes mellitus (Zuckerkrankheit) oder Bluthochdruck senkt das persönliche Risiko. Aber auch wir selbst sind am Zuge: Regelmäßig Sport (3 Mal pro Woche für 15 Minuten so viel Bewegung, dass man »ins Schwitzen kommt«), regelmäßige soziale Kontakte, die Vermeidung von Übergewicht und die Behandlung einer Schwerhörigkeit durch Hörhilfen können nachweislich das Risiko senken.

Dr. med. **Ingo Kilimann,** Facharzt für Neurologie, widmet sich im Deutschen Zentrum für Neurodegenerative Erkrankungen (DZNE) in Rostock der Versorgung und Erforschung von Demenzerkrankungen. Seit 2013 leitet er die gemeinsame Ambulanz für Gedächtnisstörungen der Universitätsmedizin Rostock und dem DZNE. Ein Schwerpunkt seiner Arbeit stellt die Angehörigenarbeit und -psychotherapie dar.

Kontakt: ingo.kilimann@dzne.de

Sehr witzig

»Ich habe die Porzellankrankheit«, begrüßt mich lächelnd eine alte Dame.
»Was ist das für eine Krankheit?«, frage ich.
»Ich habe nicht mehr alle Tassen im Schrank.«

Witze über Menschen mit Demenz können verächtlich sein und solche Witze sollte man sich und anderen untersagen. Witze dagegen, die liebevoll auf die Schwäche der Menschen schauen, können befreiend sein und im besten Fall die Angst vor einer demenziellen Veränderung mildern. Erst recht, wenn eine Betroffene selbst einen Witz zum Besten gibt.

Sehr wahrscheinlich ist die Dame, die der Diagnose einen heiteren Aspekt abgewinnt, immer schon humorvoll mit Erkrankungen und Verletzungen umgegangen. Aber auch ihr wird es bei der Diagnose nicht zum Lachen gewesen sein.

Wie reagiert man, wenn Menschen ihre Krankheit ansprechen? Wenn sie sagen, dass in ihrem Oberstübchen nicht mehr alles in Ordnung ist, wenn sie um Verständnis bitten, dass sie nicht mehr alles verstehen, oder wenn es ihnen die Sprache verschlägt, wenn ihnen die Tränen kommen?

Wie immer ist es klug, nicht sofort zu reagieren, den Mund zu halten und das Befinden des Menschen auf sich wirken zu lassen. Spontane Reaktionen, wie »Das wird schon wieder«, »Das geht mir auch so«, »Je älter ich werde, umso mehr vergesse ich«, »Da helfen gesunde Ernährung und Training«, »Haben Sie es schon mit Vitamin B versucht?« helfen zwar dem unangenehmen Thema aus dem Weg zu gehen, lassen aber den Menschen mit seiner Sorge allein.

Nicht alle Menschen mit Demenz wollen über ihre Krankheit reden. Sie verschweigen lieber ihre Schwächen. Man sollte sie also nicht auf ihre Schwächen ansprechen oder sie gar zwingen, Farbe zu bekennen. Die Menschen mit Demenz entscheiden, wann sie was preisgeben.

»So kann das doch mit mir nicht weitergehen«, sagt ein Mann, der die Haustür mit der Tür zur Toilette verwechselt und seinen Irrtum bemerkt. Welche Reaktion wird sich dieser Herr wünschen? Wenn er über seine »Dummheit« lacht, könnte man sagen: »Ist ja gerade noch mal gut gegangen.« Wenn er einen hilfesuchend anstarrt, bietet man seinen Arm an, um ihn zur Toilette zu führen. Wenn er sich sorgt, dass er bald alles vergisst, teilt man seine Sorge: »Das verstehe ich«, und hört zu, wenn er seine Befürchtungen und Hoffnungen zum Ausdruck bringt.

Die meisten Menschen erleben ihre kognitiven Veränderungen als schlimm und sie sind froh, wenn sie sich jemandem anvertrauen können, der weiß, dass der Verstand nicht alles ist, was eine Person ausmacht, der sich zur Verfügung stellt, ohne Ratschläge zu erteilen. Die Dame, die mir den Witz erzählte, machte es mir leicht. Wir lachten und damit war für den Moment alles gesagt.

Erich Schützendorf

Die Weisheit der Demenz

Hildegard Nachum

In die Welten des alten weisen Menschen eingeladen zu werden, ist eines der größten Geschenke. Zwei Welten prallen aufeinander: die kognitive Welt, die alles erklären, analysieren und kategorisieren will, und die emotionale Welt, die einfach zulässt und wo Verborgenes, das tief in den Seelenkammern in einer Art Dornröschenschlaf geschlummert ist, wieder wachgeküsst wird.

Meine Reise in diese so andere Welt, begann vor ungefähr zwanzig Jahren, als ich in einem Seniorenheim Amalia kennenlernte. Weit über neunzig Jahre war sie und so ganz anders als die anderen alten Damen in diesem Heim auf dem Land. Ohne Lippenstift verließ sie nie das Zimmer, immer adrett mit weißer Seidenbluse und Faltenrock bekleidet, hatte sie stets ein Lächeln auf ihren Lippen. Von Beruf war sie Chefsekretärin bei einer sehr bekannten internationalen Firma gewesen, von ihrer Lebensgeschichte war bekannt, dass sie sich in den 1950er Jahren hatte scheiden lassen. Zeitgeschichtlich gesehen war Scheidung, von einer Frau initiiert, damals ein Skandal. Eine Frau ließ sich nicht scheiden. Aus dieser Ehe gab es einen Sohn, der im Ausland lebte und sie mehrmals im Jahr besuchte.

Mit einem verzweifelten Gesichtsausdruck saß sie auf ihrer Couch, eine schwarze Handtasche auf ihrem Schoß und wühlte mit beiden Händen darin. Als sie aufblickte, fragte sie mich mit trauriger Stimme: »Kommt mein Vater heute noch?«

Diese Geschichte war der Beginn meiner Reise in eine andere Welt, in die Lebensräume der alten weisen Menschen, die oft das Stigma »Demenz« erhalten und entmenschlicht werden. Was sollte ich Amalia sagen? Die Wahrheit? Dass ihr Vater schon lange tot sei. Eine Lüge? »Ja, ja, ihr Vater wird gleich da sein, er sucht noch einen Park-

platz.« Ablenkung? »Kommen Sie, jetzt gibt es einen Kaffee und einen Mohnstrudel.«

Ich erinnere mich an meine Reaktion: Ich schwieg. So begab ich mich auf die Suche nach einer Möglichkeit, diese Sprache der Suchenden zu lernen, und fand die Validation nach Naomi Feil. Validation ist eine Kommunikationsmethode wie auch eine Grundhaltung gegenüber alten Menschen, die das Zusammenleben mit ihnen erleichtert, wenn sie eine andere Sprache zu ihrer gemacht haben oder sogar bereits verstummt sind. Ich wünschte mir so sehr, Amalia und alle anderen in ihrer Welt zu erreichen. Ein Anspruch, dem ich selbst heute manchmal immer noch nicht vollständig gerecht werde.

Ich musste lernen, mich selbst loszulassen: meine Ansprüche, meinen Eifer, mein »Das muss doch funktionieren«. Diese neue Methode forderte etwas ganz Wesentliches ein: Demut und Geduld und Achtung vor dem Neuen und Unbekannten. Das Erlernen der Validation ist eine Persönlichkeitsentwicklung und ein Perspektivenwechsel. Der alte Mensch, der sich auf seiner letzten Lebensreise befindet, kann und soll sich nicht ändern. Wir kognitiven Wesen haben die kognitiven Strategien, ausgetretene Pfade der herkömmlichen Kommunikation zu verlassen und neue Weg zu gehen. Validation als neue Kommunikationsmethode fordert von uns, diese sicheren Pfade zu verlassen und den Mut aufzubringen, neue Strecken zu gehen.

Schnell lernte ich meine bisherigen Erwartungen, die ich bis dato in der Beziehung zum alten Menschen als wichtig betrachtete, zu überdenken. Es ist nicht Ziel der Validation, dass alte Menschen ruhiger werden, aufhören zu weinen und nicht mehr den Wunsch äußern, nach Hause

Leidfaden, Heft 1 / 2023, S. 7–9, ISSN 2192-1202, © 2023 Vandenhoeck & Ruprecht

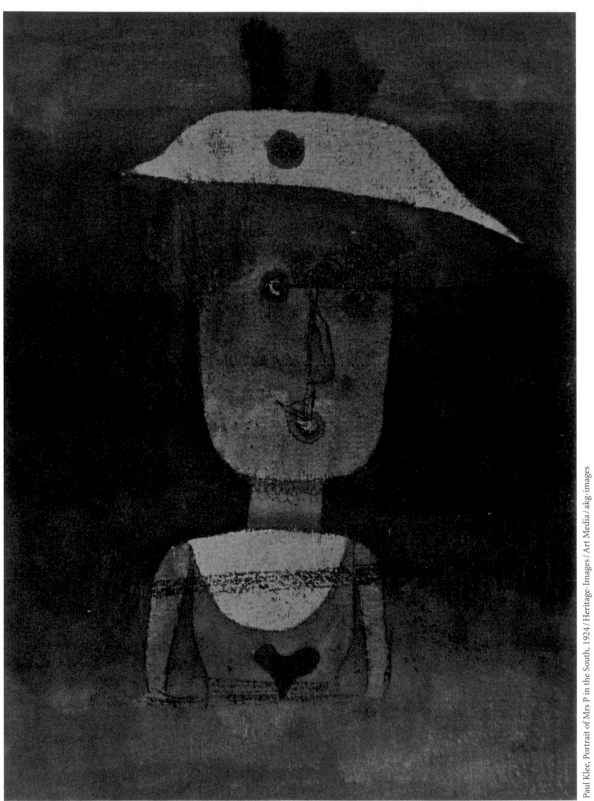

zu gehen. Hinter diesen Sehnsüchten und Bedürfnissen steckt immer ein Grund. Die Ursache ist aber nicht im Heute zu suchen, sondern im Gestern. Es zeigt sich im Heute, da die kognitiven Strategien beim alten desorientierten Menschen nicht mehr ausreichen, Emotionen, Erlebtes und Traumata zu unterdrücken. Das ganze Leben lang gelingt dieses Verdrängen und Leugnen. Wird die Kognitivität schwächer, so wird die Emotionalität stärker und Themen von früher fordern das Recht ein, gesehen und gefühlt zu werden.

Udo Baer, einer der bedeutendsten Traumaforscher im deutschsprachigen Raum, erklärte in einem Meeting, warum Österreich und Deutschland nach dem zweiten Weltkrieg seiner Meinung zu diesem Wohlstand gekommen seien: weil es damals keine Psychotherapeut:innen gegeben habe. Der traumatisierte Mensch stürzte sich in die Arbeit, bis er todmüde ins Bett fiel, um sich mit seinen traumatischen Kriegserlebnissen nicht auseinandersetzen zu müssen. Jede Generation hat ihr globales Thema der Aufarbeitung und jeder Mensch sein individuelles.

Zurück zu Amalia. Warum suchte diese über neunzigjährige Frau ihren Vater in ihrer Handtasche und wie hätte ich darauf reagieren können? Unser ganzes Leben ist ein Streben nach emotionalem Gleichgewicht. Drei Bedürfnisse bestimmen unser Sein: Liebe – Schutz – Sinn. Wenn diese drei existenziellen Notwendigkeiten erfüllt sind, sind wir in einer Balance.

Bei Amalia waren diese Bedürfnisse nicht erfüllt. Eine Mitarbeiterin, die sie von früher kannte, konnte uns die Ursache für ihr Verhalten erklären. Aufgewachsen in einem autoritären Elternhaus, wurde sie laut ihren Erzählungen des Öfteren von ihrem Vater geschlagen. Sie flüchtete in eine Ehe, in der ihr Gatte sie misshandelte. Am Ende ihres Lebens suchte sie Versöhnung mit ihrem Vater. Wenn die Wörter ihre Bedeutung verlieren, verwenden alte desorientierte Menschen oft Symbole für Gegenstände, Personen und Handlungen aus der Vergangenheit. So kann eine Handtasche zur Familie und zu einem Zuhause werden.

Wie weise hat Amalia versucht, wieder in ihr emotionales Gleichgewicht zu kommen! Ihr Lebensthema, männliche Gewalt, hat sie ihr ganzes Leben begleitet und sie hat es gekonnt geleugnet. Wie würde ich jetzt reagieren, wenn Amalia in ihrer Handtasche nach ihrem Vater suchen würde? »Vermissen Sie ihn so?« Mit auserwählten Techniken würde ich versuchen, ihr zu helfen, noch bedeutsame Lebensräume zu betreten, um Frieden zu schließen. Mit ihrem Vater und mit sich.

Welche Botschaft schenkt uns die Validation? Rechtzeitig unsere Themen, die wir alle haben, zu sehen, sich ihnen zu stellen, wie schmerzhaft sie auch sein mögen, um eines zu verhindern: auf unserem letzten Lebensweg von diesen Dämonen aus der Vergangenheit besucht zu werden. Wie sagt Naomi Feil: Demenz ist einerseits eine hirnorganische Veränderung und andererseits eine Flucht …

Hildegard Nachum ist Validationsmasterin VTI, Zertifizierte Validationslehrerin VTI, Koordinatorin der AVO Linz, Samariterbund; Autorin.

Kontakt: hildegard@nachum.at;
      Hildegard.nachum@asb.or.at
Website: www.nachum.at

Literatur

Nachum, H. (2022). Die Weisheit der Demenz. Wegweiser zum würdevollen Umgang mit desorientierten Menschen. Wien, Graz.

Eltern und Demenz – Eine gemeinsame Reise

Almut Guercke-Bellinghausen

Als wir jung waren, wussten wir eine Menge von den Dingen, die auf uns zu kamen. Zum Beispiel, dass Liebeskummer wehtut und vorbeigeht. Zum Beispiel, dass die eigenen Kinder genauso wild in der Pubertät sein können wie man selbst es war, dass nicht jede Ehe ewig hält und dass Karriere machen viel Arbeit bedeutet.

Aber auf etwas, das mein Leben in den letzten 15 Jahren sehr bestimmt, war ich gar nicht eingestellt. Ich wusste nicht, dass meine beiden Eltern an Demenz erkranken werden. Bei meiner Mutter begann es relativ früh. Wir hatten immer ein enges Verhältnis und hatten viele gemeinsame Interessen. Daher war ich die Erste, der es auffiel, dass meine Mutter sich sehr veränderte.

Sie war immer eine liebe, sehr umsorgende Mutter gewesen, aber auch ruhig und zurückhaltend. Meine Mutter ging mit 63 Jahren in den Ruhestand und fing an sich zu verändern. Zuerst fiel mir auf, dass sie deutlich selbstbewusster wurde. Besonders bemerkte ich es an ihrer Art, Auto zu fahren. Vorher langsam und ängstlich, trat sie jetzt ordentlich aufs Gas und drehte ihre Lieblingsmusik von Mozart bis zur Schmerzgrenze auf. Dabei hatte sie sichtlich Spaß. Sie wurde aber auch eigensinniger, rebellischer und hielt sich nicht mehr an Absprachen.

Ich muss zugeben, dass ich es zunächst positiv wahrnahm und dachte, meine Mutter emanzipiere sich von gewohnten Verpflichtungen und genieße ihr Leben im Ruhestand. Später wurde mir allerdings bewusst, dass ihre Veränderungen meine Grenzen für Normalität überschritten. Die Geschwindigkeit im Auto war mittlerweile deutlich zu schnell, die Musik deutlich zu laut und sie hat auch neue Auffälligkeiten entwickelt. Sie hatte einen unheimlichen Bewegungsdrang, nutzte ihre Nordic-Walking-Stöcke teilweise von morgens bis abends, kam kaum zurück von einer Tour und brach schon wieder zur nächsten auf.

Meine Familie wollte von meinem Verdacht anfänglich nichts wissen. Erst als sie anfing, extremes Kaufverhalten an den Tag zu legen, so dass wir ungefähr hundert Laib Brot im Keller in der Kühltruhe hatten, teilten meine Angehörigen meinen Verdacht.

Mit viel Geschick und Überredungskünsten landeten wir mit meiner uneinsichtigen Mutter letztendlich in der Gedächtnisambulanz der Uniklinik und erhielten dann nach einigen Untersuchungen die Diagnose »Morbus Pick« (frontotemporale Demenz). Nicht ganz unerwartet, da der Bewegungsdrang und große Lust, Nahrungsmittel zu sich zu nehmen, bei meiner Mutter doch so ausgeprägt waren und dies führende Symptome dieser Krankheit sind.

Nun musste ich mich also damit abfinden, dass die Krankheit meiner Mutter fortschreitend ist und zum Tode führen wird. Das Gefühl der Hilflosigkeit traf auf den Gedanken, endlich eine Erklärung für alle unsere Fragen bekommen zu haben.

Die Prognose lautet: noch acht Jahre Lebenserwartung im Durchschnitt. Wir hatten das Glück, noch zwölf sehr bewegende, herausfordernde, anstrengende, traurige, aber auch lustige und sehr schöne Jahre mit meiner Mutter verbringen zu dürfen. Unser Leben drehte sich jetzt hauptsächlich um sie, anfänglich waren die Herausforderungen eher schützender Natur. Sie brachte immer wieder sich und andere in Gefahr, es war für uns in dieser Zeit nicht einfach, unseren Weg zu finden.

Ich konnte meinen Vater nur mit der für Außenstehende schwer nachvollziehbaren Hoff-

Leidfaden, Heft 1 / 2023, S. 10–11, ISSN 2192-1202, © 2023 Vandenhoeck & Ruprecht

nung trösten, dass meine Mutter bald auch in ihrer Beweglichkeit beeinträchtigt sein würde. Dies würde eine Erleichterung für uns bedeuten. So kam es auch; das Leben wurde nach und nach pflegeintensiver, aber für uns planbarer.

Wie viele pflegende Angehörige hatte mein Vater den Wunsch, die Versorgung meiner Mutter möglichst allein zu schaffen und keine professionelle Unterstützung anzunehmen. Ich konnte ihn verstehen, wer möchte schon gerne fremde Menschen in seinem Haus ein und aus gehen sehen. Meine Belastung wurde allerdings immer höher und jeder sah, dass

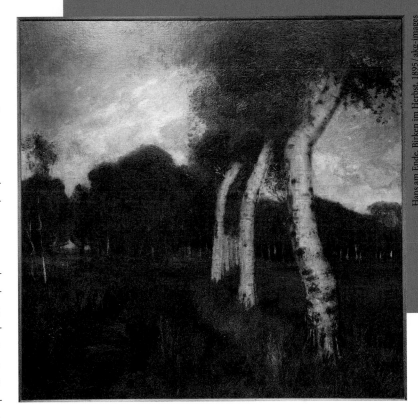

Hans am Ende, Birken im Herbst, 1895 / akg-images

es nicht mehr lange so weitergehen konnte. An einem Oktobermorgen 2015 wurde die Pflegesituation durch einen väterlichen Anruf neu sortiert: »Almut, ich kann meine Beine nicht mehr bewegen.« Ein Rückenmarksinfarkt zwang meinen Vater in den Rollstuhl und mich zum Umdenken. Wir haben nun seit mehr als sechs Jahren Betreuerinnen aus dem EU-Ausland. Und seitdem ist wirklich immer Stimmung in meinem elterlichen Haushalt.

Meine Mutter lebte noch zwei friedliche Jahre in dieser Situation. Außer unseren EU-Betreuungskräften brauchten wir im letzten halben Jahr noch einen Pflegedienst und viel Unterstützung von meinem Sohn, meinem Bruder, meinem Lebensgefährten und mir, um diese familiäre Begleitung meiner schwerkranken Mutter zu Hause zu ermöglichen.

Trotz eines heftigen Schneesturms haben es alle Geschwister aus ganz Deutschland geschafft, rechtzeitig von ihrer Schwester Abschied zu nehmen. Die Kernfamilie war in den letzten Stunden bei ihr und ein Gedanke vereinte die erschöpfte Familie: Genau so war es richtig und gut! Ein unheimlich starkes und schönes Gefühl für uns alle.

Für uns folgten nun drei Jahre, in denen sich das Leben um andere Dinge drehen durfte als die Ratlosigkeit, die entsteht, wenn ein geliebter Mensch den Verstand verliert. Bei meinem Vater passierte es von einem Tag auf den anderen. Nach einem Sturz, bei dem er sich wohl sehr erschrocken, aber gar nicht verletzt hatte, schienen sein Verstand, sein Vertrauen, seine Wahrnehmung völlig verändert. Wahnvorstellungen und Ängste traten ganz plötzlich in sein Leben und diesmal führte der Weg in die Gerontopsychiatrie.

Die Betreuung eines geliebten Menschen mit Demenz erfordert meiner Meinung nach ein hohes Maß an Akzeptanz, einen engen Zusammenhalt in der Familie, viel Liebe und vor allem gute Nerven. Dank der engen Begleitung dieser psychiatrischen Abteilung habe ich jetzt wieder einen angstfreien, aber kognitiv reduzierten lieben Vater zu Hause. Der gemeinsame Weg in die Bereiche einer Beziehung zwischen Eltern und Kindern, die wir vorher noch nicht kannten, beginnt erneut.

Almut Guerke-Bellinghausen, Gesundheits- und Krankenpflegerin, Pflegefachkraft Palliative Care, ist stellvertretende pflegerische Leitung der Abteilung für Palliativmedizin am Universitätsklinikum Bonn.

Und am Ende wird in der Erinnerung das Meer blau sein

Trauern als ein Königsweg für Angehörige in einem Leben mit Vergesslichkeit

Carmen Birkholz

»So möchte ich mit meinem Mann auch alt werden 😊

In der Mittagspause gehe ich durch die Grünanlage. Ein älterer Mann sitzt neben seiner Frau im Rollstuhl und singt ein sehr ruhiges, melodisches Lied in Russisch. Er hält dabei ihre Hand und streichelt sie. Ich setze mich nebenan auf die Bank und höre zu. Am Ende des Liedes applaudiert die Frau ihrem Mann und gibt ihm einen Kuss auf die Wange.

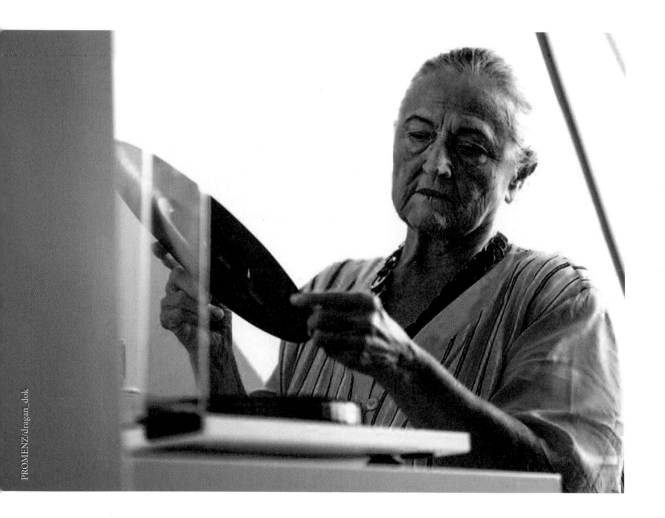

PROMENZ/dragan_dok

Leidfaden, Heft 1 / 2023, S. 12–14, ISSN 2192-1202, © 2023 Vandenhoeck & Ruprecht

Ich applaudiere mit. Der Mann lächelt mich an und sagt zu mir ›Wissen Sie – meine Frau ist dement und wir können uns kaum noch unterhalten. Sie ist immer sehr unruhig und ich komme jeden Mittag, um zu helfen. Ich versteh sie kaum noch, aber singen können wir noch immer.‹ Die Frau drückt ihrem Mann die Hand lächelt mich an und zwinkert mir mit einem Auge zu. Die Situation strahlte Ruhe aus. Die Frau war entspannt und lächelte. Beide waren gelöst und bei sich in dem, was sie taten. Ich war beeindruckt von dem Mann, mit welcher Liebe er seiner Frau vorsang und wie dankbar er war, einen Zugang zu seiner dementen Frau zu haben. Ich selber – so glaube ich – hab die ganze Zeit über gelächelt, weil ich die Situation als so süß empfand.«

Dieses Logbuch entstand im Rahmen des Forschungsprojekts zur spirituellen Sorge um Menschen mit Demenz im Kontext von Palliative Care (Birkholz 2020). Die Beobachterin ist Zeugin der innigen Liebesbeziehung eines Ehepaars, das sich durch die Vergesslichkeit nicht verloren hat, sondern eine erfüllende Beziehung lebt.

Wie kann es gelingen, dass Beziehungen die großen Veränderungen »überleben«? Wenn die Vergesslichkeit Einzug hält, verändert sich das Leben. Zu Beginn kann es irritierend sein und Konflikte entstehen, weil die Routinen des Zusammenlebens gebrochen werden. Klassische Rollen und Aufgabenteilungen, das, was man von einander stillschweigend erwarten konnte, verändert sich zunehmend. Ärger, Gereiztheit und Vorwürfe können die Kommunikation prägen und es ist schmerzhaft, sich einzugestehen, dass es nicht mehr so wird wie früher. Das ist die Zeit zu trauern.

Für Partner*innen ist oft ein großer Verlust, dass die gemeinsamen Gespräche an Tiefe verlieren. Mit zunehmender Vergesslichkeit verändert sich die Gestaltung der Rollen. Angehörige über-

nehmen mehr Aufgaben und zunehmend werden diese Aufgaben pflegebezogen. Diese Rollenveränderungen sind nicht selbst gewählt. Um das andere, durch die Vergesslichkeit geprägte Leben als wertvoll entdecken zu können, ist Trauer der Weg der Verwandlung, der dies ermöglicht.

Trauern ist ein Prozess der Auseinandersetzung mit sich selbst und dem Anderen. Er bedeutet, den Verlustschmerz zu spüren: traurig zu sein, dass das liebgewordene Alte sich verflüchtigt. Trauer zu empfinden, dass das neue Leben nicht selbst gewählt wird, sondern sich an dem Anderen und den Handicaps ausrichtet. Trauernd wird die Asymmetrie wahrgenommen, die entsteht, die die Partnerschaft verändert und die den verantwortlichen Angehörigen unfrei-

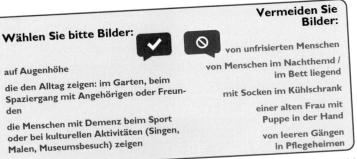

Quelle: Gesundheit Österreich GmbH 2021, S. 9

er macht. Die Lebensveränderungen können so viele sein, dass Ohnmacht und Erschöpfung in Wut umschlagen. Sich selbst als ungerecht und ungeduldig zu erleben, ist ebenso schmerzhaft und lässt trauern.

In allem fehlen dafür Zeit und Raum in einer Gesellschaft, die die Trauer bei Demenz der Angehörigen kaum wahrnimmt und ihr nicht die Unterstützung schenkt, die sie bräuchte, um heilsam in eine neue Seinsweise (Dörner 2012) hineinzuwachsen.

Das Konzept der unerkannten Trauer bei Demenz (Birkholz 2018) möchte genau darauf hinweisen und unterstützt den Paradigmenwechsel, der sich gesellschaftlich vollzieht. Besonders Betroffene und Angehörige plädieren für eine Abkehr von den mächtigen und entwürdigenden Bildern hin zu einem ressourcenorientierten Blick auf die Veränderungen. Menschen wollen gut mit Demenz leben, einer oft langen Lebensphase von vielen Jahren (vgl. Rohra 2012; Taylor 2010). Die Initiative *Promenz* in Wien ist ein gutes Beispiel für den Wandel (www.promenz.at). Betroffene sprechen selbstbewusst von ihren Erfahrungen, wie zum Beispiel Beatrix G. sagt: »Meine Veränderungen: sehe es nicht nur als Verlust und überhaupt nicht als Geißel. Es ist für mich ein Lernprozess: man hat nicht immer alles unter Kontrolle« (Gesundheit Österreich GmbH 2021, S. 8).

Es braucht Zeit, um in ein verändertes gemeinsames Leben hineinzuwachsen. Achtung ist dafür ein wichtiger Schlüssel. Sie äußert sich in der Sprache: eine Abkehr von defizitorientierten Darstellungen und Worten (»Demenz« stammt aus dem Lateinischen und bedeutet so viel wie »ohne Geist«), hin zu ressourcenorientierter und beschreibender Bildsprache entsprechend der Empfehlung:

Wenn es uns als Einzelnen und der Gesellschaft gelingt, wertschätzend ein Leben mit Vergesslichkeit zu integrieren, dann wird eine große Belastung von Angehörigen abfallen: die Scham. Sie belastet Trauer besonders.

Der Trauerprozess von Angehörigen ist so komplex, dass er Aufmerksamkeit verdient. Denn so gelingt es, dass durch die Hilfe der Trauer am Ende die heilsame Erfahrung stehen kann, die Reiner Kunze in seinem Gedicht »Rudern zwei« beschreibt: Der eine ist kundig der Stürme und der andere kundig der Sterne und am Ende wird dann in der Erinnerung das Meer blau sein.

 Dr. phil. **Carmen Birkholz** arbeitet und forscht in ihrem Institut für Lebensbegleitung in Essen und Wilhelmshaven u. a. zu Trauer und zu einem guten Leben mit Demenz. Sie ist die 1. Vorsitzende des Bundesverbandes Trauerbegleitung e. V. (BVT) und als Supervisorin, Trauerbegleiterin und Palliative-Care-Trainerin tätig.
Kontakt: birkholz@institut-lebensbegleitung.de
Website: www.institut-lebensbegleitung.de

Literatur

Birkholz, C. (2018). Trauer und Demenz. Trauerbegleitung als verstehender Zugang und heilsame Zuwendung. Göttingen.

Birkholz, C. (2020). Spirituelle Sorge um Menschen mit Demenz. Eine interpretative hermeneutische Studie im Kontext von Palliative Care. Wiesbaden.

Dörner, K. (2012). Leben und sterben, wo ich hingehöre. Dritter Sozialraum und neues Hilfesystem. 7. Auflage. Neumünster.

Gesundheit Österreich GmbH (2021) (Hrsg.). Demenz in Sprache und Bild. Leitfaden für eine demenzgerechte Darstellung – Von einer defizit- zur stärkenorientierten Berichterstattung. Wien.

Rohra, H. (2012). Aus dem Schatten treten. Warum ich mich für unsere Rechte als Demenzbetroffene einsetze. Frankfurt a. M.

Taylor, R. (2010). Alzheimer und Ich. »Leben mit Dr. Alzheimer im Kopf«. Bern.

Demenz ist eine gesellschaftliche Herausforderung

Okay, doch jetzt bitte ein Blick nach vorn!

Peter Wißmann

Ist »Demenz« eine Krankheit, eine Behinderung oder eine Frage des gesellschaftlichen Umgangs mit den betroffenen Menschen und Familien?

Eine spezifische Krankheit ist es sicherlich nicht, denn es handelt sich bei »Demenz« bekanntermaßen um ein Syndrom. Man kann unterschiedliche Formen neurokognitiver Störungen sicherlich unter dem Aspekt einer Krankheit einordnen. Dann sind sie Thema der Medizin, insbesondere wenn es um Diagnostik und medikamentöse Behandlung geht. Doch sollte man das Krankheitsparadigma im Terrain der Medizin belassen und nicht auf andere gesellschaftliche Bereiche übertragen. Der Beitrag der Medizin zum Umgang mit dem Thema »Demenz« ist wichtig, aber bescheiden. Im Prinzip beschränkt er sich auf die Diagnostik und, beispielsweise bei der »Alzheimer-Demenz«, auf die beschränkten Möglichkeiten von Antidementiva. Verständlich, denn bis heute ist es der medizinisch orientierten Forschung nicht gelungen, die Ursachen von Alzheimer zu ergründen. Und in der diesbezüglichen Forschung scheitert eine entsprechende Pharmastudie nach der anderen.

Geht es bei »Demenz« um eine Behinderung? Ein Blick, beispielsweise in die UN-Behindertenrechtskonvention, lässt hieran keinen Zweifel aufkommen. Menschen mit einer neurokognitiven Beeinträchtigung werden aufgrund dieser Beeinträchtigung und unpassender Rahmenbedingungen in ihren Möglichkeiten der gesellschaftlichen Teilhabe behindert. Doch in der Praxis, insbesondere mit Blick auf entsprechende Leistungsansprüche, findet bei ihnen die Berücksichtigung des Behindertenstatus praktisch nie statt.

Von großer Bedeutung ist der gesellschaftliche Umgang mit betroffenen Personen und ihren Familien. Sind sie akzeptiert und einbezogen (inkludiert)? Erfahren sie Solidarität und Unterstützung? Oder stehen sie als »Kranke« und »Hilfebedürftige«, aber auch als Unterstützerinnen, am Rand der Gesellschaft? Ohne Zweifel ist in den vergangenen Jahren das Thema »Demenz« immer stärker als gesellschaftliche Herausforderung angenommen und thematisiert worden. Ausdruck dieses Perspektivwechsels sind unter anderem vielfältige Aktionen zur Sensibilisierung der Bürgerinnen sowie die zahlreichen Initiativen zur »demenzfreundlichen« Gestaltung des lokalen Gemeinwesens.

Doch besteht kein Grund, sich zufrieden zurückzulehnen. Heute wird anders gesprochen, gedacht und gehandelt als noch vor zehn oder zwanzig Jahren. Diesen Erfolg würdigen, doch dann die neuen Herausforderungen in den Blick nehmen und angehen: Darum muss es in Zukunft gehen. Was heißt es, »Demenz« als gesellschaftliche Frage weiterzudenken?

Grenzen ausweiten

Das staatliche sowie das gesellschaftliche Handeln zum Thema »Demenz« richtet sich überwiegend auf Menschen mit ausgeprägten kognitiven Einschränkungen und entsprechend hohem Unterstützungsbedarf. Eine Demenzdiagnose ist fast immer die Voraussetzung für Unterstützungsleistungen. Zu wenig ins Blickfeld gerät die Gruppe sogenannter Frühbetroffener, da diese nicht dem Bild des klassischen »Demenzbetroffenen« entsprechen. Es wäre an der Zeit, die Grenzen auszu-

Leidfaden, Heft 1 / 2023, S. 15–17, ISSN 2192-1202, © 2023 Vandenhoeck & Ruprecht

weiten auf alle Bürgerinnen mit neurokognitiven Einschränkungen. Das schließt die frühbetroffenen Menschen ein und diejenigen, die, meist aus Angst vor Stigmatisierung, eine Demenzdiagnostik für sich ablehnen.

Dort, wo Frühbetroffene bereits aktiv sind und Aufmerksamkeit finden, lassen sich wichtige Erkenntnisse gewinnen. So treten die Lücken des offiziellen Unterstützungssystems deutlich hervor. Frühbetroffene Menschen benötigen keine Betreuung, sondern können sich aktiv in gesellschaftliche Prozesse einbringen. Sie zeigen die Möglichkeiten einer partizipativen Teilhabekultur kognitiv beeinträchtigter Menschen auf. Durch ihr Beispiel tragen sie zu einem gesellschaftlichen Bewusstseinswandel bei, der auf alle Dimensionen des Phänomens »Demenz« ausstrahlt. Wer betroffene Menschen einmal als kompetente, selbstbewusste und selbstbestimmte Personen kennengelernt hat, wird diese Erfahrung auch auf den Umgang mit sehr schwer beeinträchtigten Personen übertragen können.

Die Bürgerinnen einladen

Es ist paradox: Trotz unzähliger Aufklärungskampagnen verharrt die Angst der Menschen vor Demenz auf einem hohen Level. Ein über Jahrzehnte genährtes Angstbild zeigt sich sehr resistent. Zahlreiche Aktivitäten aus jüngerer Zeit deuten darauf hin, dass eine sensible Sprache, die Angsttrigger ausspart, Menschen erreichen und ansprechen kann, die es vermeiden, in den Dunstkreis des Begriffs »Demenz« zu geraten. Engagierte Betroffene wählen eigene Begrifflichkeiten für ihre Situation (zum Beispiel Menschen mit Vergesslichkeit). In Beratung und offiziellen Informationsquellen vermittelte Inhalte lösen oft Angst aus und sollten verändert werden (Verlaufskurven, Phasenmodelle, Lebenserwartung usw.). Wer die Angst der Menschen nicht ernst nimmt, wird das Ziel eines selbstverständlichen Umgangs mit kognitiver Beeinträchtigung in der Gesellschaft kaum erreichen können.

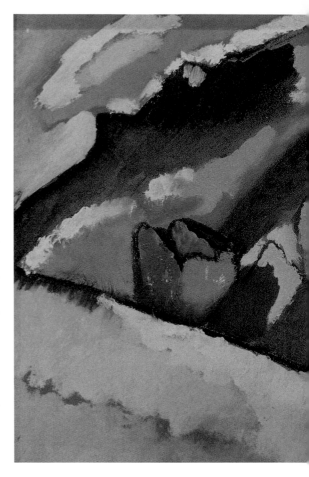

Lebensräume schaffen

Frühbetroffene sowie Sprache und Inhalte rund um das Thema »Demenz« ins Visier nehmen, stellt eine wichtige Entwicklungsaufgabe dar. Doch es geht dabei nicht um ein Entweder-oder. Wie will die Gesellschaft mit denjenigen umgehen, die aufgrund ihres kognitiven Abbaus im erheblichen Maß auf Unterstützung, Pflege und Schutz angewiesen sind? Diese Frage ist und bleibt aktuell. Dass die Rahmenbedingungen der Pflege eines radikalen Umbaus bedürfen, ist bekannt, doch fehlt die Umsetzung dieser Erkenntnis. Auch in Zeiten knapper finanzieller Ressourcen muss daran weitergearbeitet werden, statt Verwahranstalten lebenswerte Orte zu schaffen, in denen jede ihr »Recht auf Demenz« und vermeintliche Verrücktheit ausleben darf. Kleine, ins Quartier eingebundene Pflegeheime, Wohngemeinschaften in der Stadt, im Dorf oder auf dem Bauernhof, Wohnen und Betreuung in Familien oder in Mehrgenerationenhäusern: Die Konzepte und Beispiele sind schon lange bekannt.

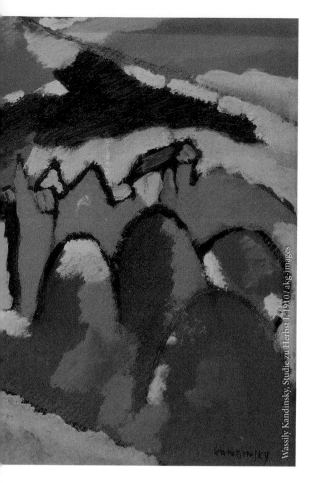

Wassily Kandinsky, Studie zu Herbst I, 1910/ akg-images

Auch in Zeiten knapper finanzieller Ressourcen muss daran weitergearbeitet werden, statt Verwahranstalten lebenswerte Orte zu schaffen, in denen jede ihr »Recht auf Demenz« und vermeintliche Verrücktheit ausleben darf.

Foto: Ivan Mandic

Peter Wißmann ist Leiter von Team WaL – Wachstum ab der Lebensmitte (mit Christina Pletzer), langjähriger wissenschaftlicher Leiter und Geschäftsführer von Demenz Support Stuttgart, Koordinator des Netzwerks EmpowerMenz, Selbsthilfegruppen von Menschen mit Vergesslichkeit (mit Christina Pletzer), Buchautor. Er lebt in Innsbruck.

Kontakt: wissmann@team-wal.com
Website: www.team-wal.com

Selbstbestimmung und Partizipation sind kein Vorrecht moderat eingeschränkter Menschen. Es gilt, sie auch im Kontext schwerer Beeinträchtigung handhabbar zu machen. Dazu bedarf es der Weiterentwicklung eines Pflege- und Betreuungsdenkens hin zu einem Denken und Handeln, das vom Assistenzgedanken geprägt ist – selbst bei noch so großer Hilfe- und Unterstützungsbedürftigkeit der Person. Hier schließt sich der Kreis. Was beim Umgang mit kognitiv eingeschränkten Personen jenseits von Demenzzuschreibungen beginnt, zieht sich wie ein roter Faden durch bis zu denjenigen, die besonders intensiv auf Unterstützung angewiesen sind.

In der Behindertenrechtskonvention (BRK) werden alle Menschen als Reichtum der Gesellschaft tituliert – mit oder ohne und unabhängig von der Art der Beeinträchtigung. Bereichernd und nicht verrückt sind dann auch diejenigen, deren Gehirn »anders« funktioniert. Verrückt kann nur eine Gesellschaft sein, die das nicht akzeptiert.

Anmerkungen

In diesem Beitrag wird ausschließlich die weibliche grammatische Form verwendet. Selbstverständlich sind Menschen jeden Geschlechts und jeder geschlechtlichen Orientierung angesprochen. Nach jahrhundertelanger Herrschaft der männlichen Form kann man den Spieß jedoch auch einmal umdrehen!

Das Wort »Demenz« steht in Anführungszeichen, da der Autor es für fachlich überholt hält, viele Betroffene es als stigmatisierend ablehnen und es bei zahlreichen Menschen Abwehr statt Offenheit auslöst.

Literatur

Dammann, R.; Gronemeyer, R. (2009). Ist Altern eine Krankheit? Wie wir die gesellschaftlichen Herausforderungen der Demenz bewältigen. Frankfurt a. M.
Klie, T.(2021). Recht auf Demenz. Ein Plädoyer. Stuttgart.
Whitehouse, P. J., George, D. (2009). Mythos Alzheimer. Was Sie schon immer über Alzheimer wissen wollten, Ihnen aber nicht gesagt wurde. Bern u. a.
Whitehouse, P. J., George, D. (2021). American dementia. Brain health in an unhealthy society. Baltimore, MD.
Wißmann, P.; Pletzer, C. (2020). Selbstbestimmung gibt's immer. Oder besser: kann es immer geben. In: daSein – Zeitschrift für Betreuung und Pflege, 1, S. 15–17.
Wißmann, P.; Pletzer, C. (2022). Das Leben meistern mit Vergesslichkeit, ›Demenz‹ & Co. Mehr als ein Ratgeber. Norderstedt.

Im Bilde sein

Quergedanken

Michael Hagedorn

Ich fotografiere Menschen mit Demenz. Ich habe nie etwas Schöneres und Wichtigeres getan. Nirgends sonst lernte und lerne ich mehr über die Geheimnisse des Denkens, über die Macht der Erinnerungen, das Wesen des Menschen und damit auch über mich selbst.

Lange symbolisierte die Fotografie das dauerhafte Festhalten von Erlebtem, jenen magischen Prozess, die Zeit einzufrieren und beim Betrachten wie in einem Zeittunnel Erinnerungen wachzurufen. Die allgegenwärtige Verfügbarkeit winziger Kameras und Handys hat jedoch zu einer immensen Verbreitung des Mediums und einer zunehmenden Bedeutungslosigkeit des einzelnen Bildes geführt. Der Zauber der Fotografie geht immer mehr verloren.

Was hat dies alles mit Demenz zu tun? Vielleicht mehr, als wir ahnen. Milliarden digitaler Fotos wandern täglich unzureichend beschriftet auf Millionen von Festplatten oder versickern in Onlineplattformen. Gigantische Datenspeicher enthalten das gefilterte digitalisierte Wissen unserer Zeit. Die größten Herausforderungen sehen Forscher inzwischen in der Erhaltung relevanter Daten für künftige Generationen. Bereits nach wenigen Jahren sind technische Speichermedien überholt und können nicht mehr ausgelesen werden, mangelnde Systematik bei der Archivierung von Daten unzähliger Quellen im Internet führt dazu, dass ein Großteil davon nie mehr auffindbar ist – wie in einem riesigen Gehirn, das nicht mehr weiß, wo die Erinnerungen an gestern sind.

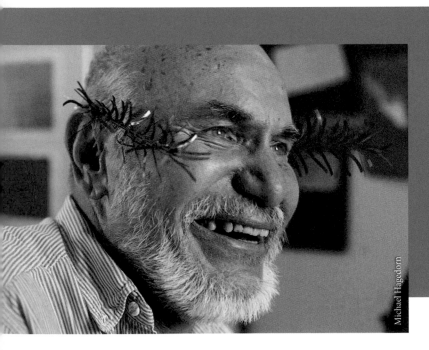

Michael Hagedorn

Aufgrund eines immer mehr abnehmenden Bewusstseins für soziale Normen und Konventionen genießen sehr viele Menschen mit Demenz eine persönliche Freiheit, die sie vielleicht noch nie erfahren hatten.

Leidfaden, Heft 1 / 2023, S. 18–19, ISSN 2192-1202, © 2023 Vandenhoeck & Ruprecht

Die Wissenschaftler sprechen vom »digitalen Alzheimer«.

Auch wir sind einer nie zuvor erlebten Fülle von Eindrücken und Einflüssen in immer kürzeren Intervallen ausgesetzt, die unser Geist nur noch mit Mühe zu bewältigen scheint. Der Filmemacher Rick Minnich versuchte in seiner Dokumentation »Forgetting Dad« zu ergründen, wieso seinen Vater nach einem harmlosen Unfall ein irreversibler Gedächtnisverlust befiel und er daraufhin weit entfernt ein neues Leben begann. »Ich bin der neue Richard«, sagte er zu seinem Sohn. »Nicht der Mann, den du Dad nennst.« Eine Frage beschäftigt den vergessenen Sohn mehr als alles andere: Hat der Geist seines Vaters angesichts nicht mehr zu bewältigender Anforderungen des Alltags die Notbremse gezogen und – um im digitalen Bild zu bleiben – einen kompletten Neustart absolviert?

Gedanken wie diese beschäftigen mich im Rahmen meiner fotografischen Arbeit zum Thema »Demenz«, an der ich seit Ende 2005 arbeite. Ich sehe deutliche Parallelen zwischen unserer gesellschaftlichen Beschleunigung und zunehmendem Vergessen. Die Parallelen zur Fotografie als omnipräsentem, aber immer flüchtigerem Medium der Erinnerung sind verblüffend. Ich lese von Entdeckungen der Quantenphysik, wonach unser Gehirn eine Sende- und Empfangsmembran darstellt und unsere Gedanken und Erinnerungen außerhalb unserer selbst in einer Art Wolke gespeichert sind. Fasziniert bin ich von der Synchronizität solcher Entdeckungen mit den Errungenschaften der Technik: Werden nicht in jeder Minute Millionen von Fotos direkt vom Handy in die digitale Cloud geschickt?

Wir wissen noch nicht genau, welche physiologischen Mechanismen Demenz verursachen oder fördern, und noch viel weiter sind Forschung und Medizin davon entfernt, wirksame Heilkonzepte anbieten zu können. Viel wichtiger jedoch als die allein akademische Herangehensweise ist es aus meiner Sicht, den Menschen in den Mittelpunkt zu rücken, das Thema von seinem gesellschaftlichen Stigma zu befreien und den betroffenen Menschen durch einen neuen, unverstellten Blick ihre praktisch aberkannte Würde zurückzugeben. Mit dem von mir initiierten Projekt KONFETTI IM KOPF widmen wir uns genau dem, ermöglichen ein neues Verständnis für Menschen mit Demenz und schaffen Begegnung der Generationen.

Im Laufe meines fotografischen Langzeitprojekts und der ehrenamtlichen Arbeit im Verein traf ich viele Menschen mit Demenz, die ihr Leben mehr zu genießen scheinen als zuvor, und solche, die erst nach der Diagnose ihrer Demenz unbekannte Talente an sich entdeckten. Aufgrund eines immer mehr abnehmenden Bewusstseins für soziale Normen und Konventionen genießen sehr viele Menschen mit Demenz eine persönliche Freiheit, die sie vielleicht noch nie erfahren hatten. Studien belegen, dass Menschen mit fortgeschrittener Demenz zufriedener sind als nicht-betroffene Gleichaltrige.

Das Phänomen Demenz hält unserer Gesellschaft den Spiegel vor und legt ihre Defizite offen dar. Einfache Grundregeln für einen verantwortungs- und respektvollen Umgang mit Menschen mit Demenz, wie etwa Nähe, Toleranz, Geduld und bedingungsloses Annehmen der Persönlichkeit des Anderen – sollten diese nicht für jeden von uns gelten? Wäre unser Leben dann nicht sehr viel bunter und erfüllter? Die Menschen mit Demenz gehen uns voran, sie sind unsere stillen Lehrmeister.

Michael Hagedorn spezialisierte sich als Fotograf auf den Themenschwerpunkt Pflege. Ihn faszinieren bildliche Umsetzungen zum Alter und zu existenziellen Fragestellungen im Grenzbereich zwischen Leben und Tod. Seit 2005 arbeitet er am weltweit wohl umfangreichsten Fotoprojekt zum Thema »Demenz«. Er ist Initiator der lebensbejahenden Demenzkampagne KONFETTI IM KOPF. Seine fotografischen Arbeiten wurden im In- und Ausland ausgestellt und vielfach ausgezeichnet. Michael Hagedorn lebt in Tornesch bei Hamburg.

Kontakt: info@michaelhagedorn.de
Websites: http://www.konfetti-im-kopf.de,
http://www.michaelhagedorn.de

Würde, Autonomie und Selbstbestimmung

Thomas Klie

Würde und Demenz

Demenz bedroht die Menschenwürde? Demenz als Schreckgespenst einer modernen Gesellschaft und Angriff auf die Autonomiefähigkeit des Subjekts? So erleben es viele Bürgerinnen und Bürger. So kommuniziert die Boulevardpresse persönliche Schicksale Prominenter nach Bekanntwerden einer Demenzdiagnose. Die im Deutschen Bundestag geführte Diskussion um die Regulierung des Unregulierbaren, der zulässigen »geschäftsmäßigen« Suizidassistenz, steht im Zusammenhang mit einem Bestreben, die Autonomie bis zuletzt zu verteidigen: die Suizidassistenz als letzten möglichen Akt der Autonomiebehauptung des Subjekts? Die Zahlen, nach denen Menschen Suizidassistenz einem Leben mit Demenz und vor allem einer Versorgung im Pflegeheim vorziehen, sind durchaus alarmierend. Gemäß einer Umfrage der Zeitschrift »Altenpflege« würde jeder Dritte Suizid einer Unterbringung im Pflegeheim vorziehen (altenpflege-online.net). Selbstbestimmung als Autonomiesicherung zur Verteidigung der Menschenwürde bis zuletzt?

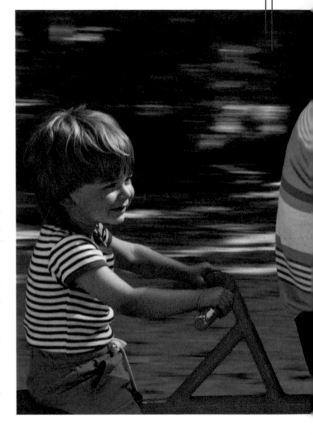

Zwei Gesichter: das Würdekonzept des Grundgesetzes

Das Würdekonzept des Grundgesetzes aus Artikel 1 GG kennt zwei Seiten: Es sieht den Menschen als Inhaber*in von Rechten, als autonomes Subjekt, zur Entscheidung berufen und befähigt. Selbstverständlich darf in die Freiheitsrechte von Menschen mit Demenz nicht eingriffen werden, waren viele Coronamaßnahmen, die aus Heimen Gefängnisse machten, nicht würdeverträglich (Klie 2021). Fürsorglicher Zwang bleibt Zwang. Der Slogan »Eure Sorge fesselt mich« (www.redufix.de) behält seine Aktualität. Nicht indizierte Psychopharmakabehandlung stellt sich (auch) als Eingriff in die Menschenwürde dar. Und eine Pflicht zum Leben mit Demenz gibt es nicht. Artikel 12 der Behindertenrechtskonvention unterstellt auch bei Menschen mit Demenz ihre rechtliche Handlungsfähigkeit – wie bei jedem anderen Menschen mit Behinderung (DGGG et al. 2019). Würde heißt: Inhaber von Rechten zu sein, sein Leben selbst bestimmen zu können – soweit und unter welchen Voraussetzungen das jeweils möglich ist.

Leidfaden, Heft 1 / 2023, S. 20–23, ISSN 2192-1202, © 2023 Vandenhoeck & Ruprecht

Ein Recht auf Demenz heißt, auf Bedingungen setzen und zurückgreifen zu können, die ein von Respekt getragenes und die Existenz sicherndes Leben möglich machen.

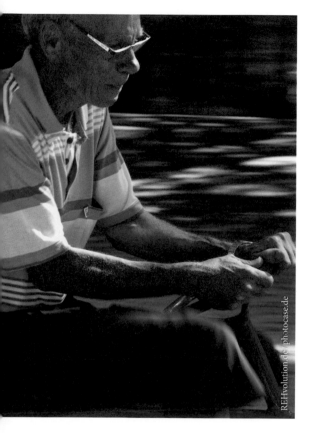

REHvolution.de/photocase.de

Die andere Seite eines modernen verfassungsrechtlichen Würdekonzepts sieht den Menschen als Bürger*in, dessen Achtungsanspruch und Eigenwert eines Kontextes, einer relationalen Würdigung bedarf und Existenzbedingungen voraussetzt, die ein den Wesensmerkmalen des Menschen (Nussbaum 1999) entsprechendes Leben möglich machen. Würde ist danach stets auch Ergebnis von Interaktionsprozessen und der Solidaritätsfähigkeit der Gesellschaft. Würde entsteht in sozialer Interaktion, in kulturellen Kontexten.

Recht auf Demenz

Eine Gesellschaft des langen Lebens muss mit Demenz leben lernen und dies heißt zunächst einmal, Akzeptanz schaffen, Bedingungen herstellen, unter denen auch unter Vorzeichen einer Demenz ein gutes Leben, ein von Selbstachtung und Respekt der Mitbürger*innen getragenes Leben möglich wird. Wenn wir keine Pille gegen die Demenz haben, ist Demenz eine Lebensform und es gibt ein »Recht auf Demenz« (Klie 2021). Ein Recht auf Demenz heißt, auf Bedingungen setzen und zurückgreifen zu können, die ein von Respekt getragenes und die Existenz sicherndes Leben möglich machen.

In dieser Seite des Würdekonzepts steckt ein die gesamte Gesellschaft betreffender Imperativ: unser Umgang mit Menschen mit Demenz, in der Familie, in der Nachbarschaft, im Freundeskreis, im öffentlichen Raum. Er ist maßgeblich mit dafür verantwortlich, dass Menschen mit Demenz Respekt erfahren, sie bedeutsam sind und bleiben, nicht gedemütigt werden. Das gilt auch und gerade für Institutionen, die Verantwortung für Bedingungen guten Lebens für Menschen mit Demenz übernehmen: Kliniken, Heime, Pflegedienste. Margalit formuliert in seinem Buch »Politik der Würde« (2012): »Eine Gesellschaft ist dann anständig, wenn ihre Institutionen ihre Bürger*innen nicht demütigen«, das heißt, ihnen nicht die Selbstachtung abspricht, sie nicht bevormundet und nicht ihre Selbstwirksamkeit nimmt.

Autonomie: das Recht des Starken?

Unsere autonomieorientierte, spätaufklärerische Rechtskultur führt zu einer bisweilen nicht un-

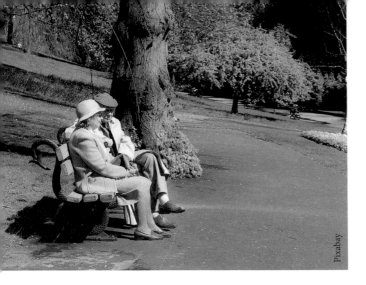

Pixabay

problematischen Akzentuierung des Autonomiekonzepts. Das medizinethische Konzept der Autonomie geht von einem auch in dilemmatösen Situationen entscheidungsfähigen Subjekt aus und sucht auch da und dort nach autonomen Entscheidungen, wo sich Menschen dazu schwer in der Lage sehen. Es besteht die Gefahr, dass ein auf das autonome Subjekt hin angelegtes und akzentuiertes Würdekonzept sich als Ethik der Stärkeren zeigt, das die Schwachen, an denen sich die Menschenwürde als gesellschaftliche Zusicherung und Gestaltungsaufgabe in besonderer Weise zu bewähren hat, gefährdet. Die im Zusammenhang mit dem assistierten Suizid wieder an Dynamik gewinnende Diskussion über die Vorwegnahme von Entscheidungen in Situationen von Hilfeabhängigkeit, Pflegedürftigkeit und Demenz kann eine sozialmoralische Entwicklung unterstützen, die in einem Leben mit Demenz wenig Wert, viel Belastung und kaum Elemente des Menschseins mehr sieht und unter dem Zeichen Autonomie sich und damit letztlich anderen das Lebensrecht und die Lebenswerte abspricht.

Relationale Autonomie

Wir Menschen sind Beziehungswesen und auf den Anderen existenziell bezogen und angewiesen. Selbstbestimmung ohne Beziehung zu relevanten Anderen ist manchen, aber letztlich den wenigsten möglich. In Palliative Care sprechen wir von relationaler Autonomie: Entscheidungsfähig werden wir in tragfähigen, gegebenenfalls fürsorglichen Beziehungen, in denen im Vertrauen und in Aushandlung, gegebenenfalls stellvertretender Art, Entscheidungen mit und für uns

getroffen werden. Das ist auch das Bild der meisten Menschen: unter Vorzeichen der Vulnerabilität darauf setzen zu können, dass mit und für mich in meinem Sinne und gemäß meinen Präferenzen Entscheidungen getroffen werden. Selbstbestimmung in relevanten und mithilfe relevanter Beziehungen – das ist Ausdruck und Praxis relationaler Autonomie. Ähnliches gilt für die Einlösung von Freiheitsansprüchen: nicht Fürsorge statt Freiheit (etwa freiheitsentziehende Maßnahmen zum Schutz), sondern *Freiheit durch Fürsorge* gibt die Richtung vor, in denen ein nicht zynisches Freiheitsversprechen von Menschen mit Demenz eingelöst werden kann (Klie 2021).

Gerade vor dem Hintergrund aktueller und dominanter Diskussionen um die Autonomiesicherung durch die gesetzliche Regelung des assistierten Suizids – als Ausdruck eines vereinseitigten, sicher auch berechtigten Autonomiekonzepts, das aber für die Starken gilt – ist das »andere Gesicht«, die andere Seite der grundgesetzlich verankerten Menschenwürde von maßgeblicher Relevanz. Es unterstützt eine systemische Betrachtungsweise von Würde als »Inszenierung« und Herstellung von würdevollen Kontexten, in denen Menschen mit Demenz als Subjekt, als für uns bedeutsam und ihr Leben als eine Form menschlicher Existenz wahrgenommen wird. Die Pflegewissenschaft stellt als Kern ihres professionellen Könnens die Interaktionskunst heraus.

Neue Sorgekultur?

Individuell, kollektiv und kulturell verleiht eine neue Sorgekultur dieser Seite des Gesichts der Menschenwürde Aufmerksamkeit und Gewicht: kulturell in der Wertschätzung von Menschen mit Pflegebedarf und Menschen mit Demenz mit tragfähigen neuen Leitbildern, kollektiv durch die Bereitschaft und die Förderung von Solidaritätsformen, die jeweils ergänzend zu traditionellen Formen familiärer Fürsorge, individuellen gelingenden Betreuungs- und Pflegearrangements, deren geteilte Verantwortung die Sorgearbeit gestaltet und einseitige Verantwortungszuordnungen mit ihr innewohnendem überfordernden Charakter korrigiert werden. Eine besondere Betonung der normativen Grundlagen eines sich sorgenden Würdeverständnisses, des Herstellungscharakters von Würde in und durch Kontexte, unterstützt und anschaulich gemacht durch eine Praxis, in der die Herstellung von Würde von Menschen mit Demenz gelebt wird und die Einübung professionellen und organisatorischen Handelns, das sicher in diesem Sinne palliativ ausgerichtet ist, erscheint zur Sicherung der Würde von Menschen in hohem Maße geboten. Anderenfalls drohen gefährliche Resignationen, die individuelle oder gar kollektive Vorwegnahme von als unwürdig erlebten oder befürchteten Lebensbedingungen und eine Verschiebung gesellschaftlicher Moral, befördert durch ein Recht, das eine Vereinseitigung der Autonomie als ethisches Leitprinzip Vorschub leistet.

Foto: Marc Doradzillo

Prof. Dr. habil. **Thomas Klie** war bis 2021 Professor an der Evangelischen Hochschule Freiburg. Er leitet das Institut agp Sozialforschung in Freiburg und arbeitet als Rechtsanwalt in Freiburg, Berlin und München.

Kontakt: Thomas.Klie@eh-freiburg. ekiba.de

Literatur

DGGG et al. – Deutsche Gesellschaft für Gerontologie und Geriatrie (DGGG), Deutsche Gesellschaft für Psychiatrie und Psychotherapie, Psychosomatik und Nervenheilkunde (DGPPN), Deutsche Gesellschaft für Neurologie (DGN) (Hrsg.) (2019). Einwilligung von Menschen mit Demenz in medizinische Maßnahmen. Interdisziplinäre S2k-Leitlinie für die medizinische Praxis (AWMF-Leitlinie Registernummer 108–001). AWMF online.

Heller, A.; Knipping, C. (2006). Palliative Care – Haltungen und Orientierungen. In: Knipping, C. (Hrsg.): Lehrbuch Palliative Care (S. 39–47). Bern.

Klie, T. (2021). Recht auf Demenz. Ein Plädoyer. Stuttgart.

Klie, T. (2021). Rechtskunde. Das Recht der Pflege alter Menschen. 12., überarb. Auflage. Hannover.

Klie, T.; Manzeschke, A.; Remmers, H.; Wittmann, M.; Witzmann, M. (2021). Pflegewissenschaftliches Memorandum – Corona – lesson learned in der Pflege. In: Demenz – Das Magazin, 51, S. 45–46.

Margalit, A. (2012). Politik der Würde. Über Achtung und Verachtung. Berlin.

Nussbaum, M. (1999). Gerechtigkeit oder Das gute Leben. Frankfurt a. M.

Steppe, H. (2000). Die Pflege und ihr gesellschaftspolitischer Auftrag. In: Pflege, 13, 2, S. 85–90.

Sehr witzig

Sagt der Arzt zum Patienten: »Ich habe eine gute und eine schlechte Nachricht für Sie. Die schlechte: Sie haben die Alzheimer-Erkrankung. Die gute: Sie werden es schnell vergessen.«

Viele Angehörige gehen davon aus, dass die Menschen mit Demenz nicht wissen, dass ihnen der Verstand verloren geht, und sie deshalb mit der Zeit ein glücklicheres Leben führen können als sie selbst, die den neuen Eigensinn Tag ein Tag aus ertragen müssen. »Gut, dass sie es nicht mehr mitbekommen«, sagen sie dann.

Wenn es denn so wäre, könnte Vergesslichkeit tatsächlich ein Segen sein. Aber so ist es nicht. Bei einer Demenz ist die Vergesslichkeit nicht das Problem, sondern die zunehmende Unfähigkeit, Dinge richtig einzuordnen, logische Zusammenhänge herzustellen und Rückschlüsse zu ziehen. Wird die Diagnose rechtzeitig gestellt, dann wissen die Menschen, was auf sie zukommt, und sie erleben immer häufiger die kognitiven Einschränkungen und können beschreiben, unter welchen sie leiden, über welche sie sich ärgern und welche sie wütend machen.

Die Hoffnung vieler Angehöriger, dass die Menschen ihren Zustand irgendwann nicht mehr mitbekommen, ist unbegründet. Auch wenn die Menschen ihre Einschränkungen nicht mehr in Zusammenhang mit der Diagnose bringen können, so spüren sie die Verluste bis zuletzt und teilen ihre Nöte mit.

»Ich glaube, ich werde verrückt.«

»In meinem Kopf dreht sich alles.«

»Ich weiß das nicht und du weißt das auch nicht.«

»Ich habe ein dummes Gesicht.«

»Ich habe doch dich, damit du mich lenkst und denkst.«

»Erhebe dich, du schwacher Geist.«

Sie kreisen mit der Hand um ihren Kopf und sagen: »Das kannst du alles haben.«

Sie klopfen mit der Hand gegen ihren Kopf und sagen: »Da ist solche Angst.«

Man muss also bis zum Ende hellhörig bleiben, wenn sie ihre Unruhe, Angst, Aufregung und Wut über ihren Zustand zum Ausdruck bringen. Dann sollte man bei ihnen bleiben und wenn möglich nichts tun. Man bleibt ruhig und bietet sich ihnen als Haltepunkt an. Man kann ihnen die Hand reichen oder sie in den Arm nehmen und manchmal darf man mit den Händen ihrem Kopf Halt geben.   Erich Schützendorf

Gibt es ein Recht auf unvernünftige Selbstbestimmung?

Erich Schützendorf

Rationalität und funktionale Autonomie sind zentrale Werte in unserer Gesellschaft. Wer dagegen verstößt, wer ohne Verstand und unvernünftig handelt, der- oder diejenige wird nicht mehr ernst genommen, ausgegrenzt, unter Aufsicht gestellt und man entzieht diesem Menschen ohne Bedenken das Recht, selbstbestimmt zu handeln.

Eine Frau saugt mit einem Handstaubsauger im Herbst das Laub von dem Gehweg vor ihrem Haus. Die Nachbar:innen wundern sich, informieren die Angehörigen und diese führen die Dame samt Staubsauger zurück ins Haus. Der Gebrauch eines Staubsaugers, der nicht für den Einsatz außerhalb des Hauses vorgesehen ist, reicht aus, das selbstbestimmte Handeln der Dame zu unterbinden. Einen Mann, der das Laub mit einem Laubsauger in eine Ecke bläst und die Nachbarschaft mit dem erzeugten Lärm stört, lässt man gewähren. Bei dem Mann unterstellen die Nachbar:innen, dass er im Vollbesitz seiner geistigen Kräfte ist. Sein Handeln ist zwar störend, aber es erfüllt seinen Zweck. Bei der Dame wissen oder ahnen sie, dass mit ihrem Verstand etwas nicht stimmt, und der Gebrauch eines ungeeigneten Gerätes unterstützt diese Vermutung. Da sie nun weiterhin vermuten, dass ein vernünftiges Gespräch mit der Dame nicht mehr möglich ist, wenden sie sich nicht an sie selbst, sondern an die Angehörigen, die sie für die Beaufsichtigung der Dame verantwortlich machen. Die Angehörigen kom-

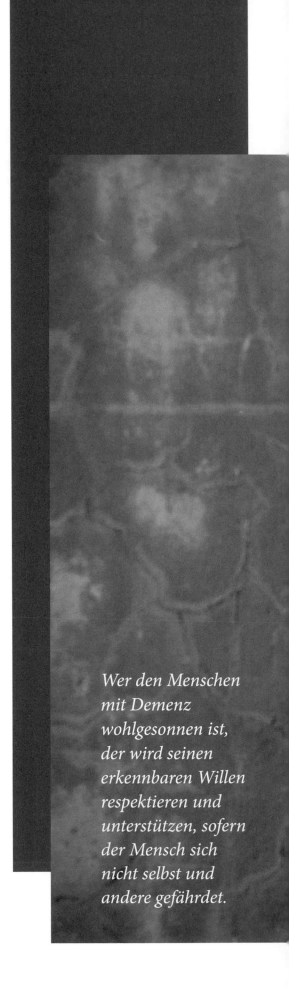

Wer den Menschen mit Demenz wohlgesonnen ist, der wird seinen erkennbaren Willen respektieren und unterstützen, sofern der Mensch sich nicht selbst und andere gefährdet.

Leidfaden, Heft 1 / 2023, S. 24–27, ISSN 2192-1202, © 2023 Vandenhoeck & Ruprecht

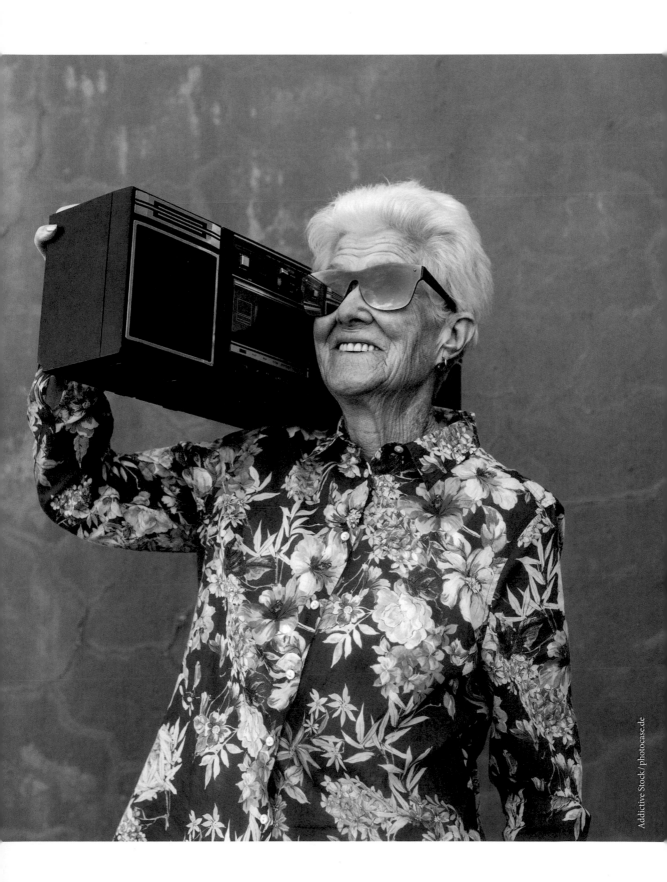

men ihrer Verpflichtung nach und holen die Dame von der Straße. Der Frieden zur Nachbarschaft ist wiederhergestellt. Innerhalb des Hauses aber wird es unfriedlich. Die Dame besteht auf ihren Willen, draußen für Ordnung zu sorgen. Ein Wort gibt das andere und zum Schluss wird der Staubsauger versteckt und die Dame darf – wenn sie Glück hat – mit Besen und Kehrblech und unter Aufsicht wieder auf den Gehweg.

Der aktuelle Wille ist mehr zu beachten als der vermutete Wille

Man darf sowohl den Nachbar:innen als auch den Angehörigen unterstellen, dass sie in guter Absicht handeln. Die Nachbar:innen kümmern sich um eine verwirrte Dame. Die Angehörigen sind um die Würde der Dame besorgt und wollen vermeiden, dass sie zum Gespött der Nachbarschaft wird. Eine fürsorgliche Zwangsmaßnahme scheint ihnen gerechtfertigt, weil sie annehmen, dass die Dame, als sie noch bei klarem Verstand war, nicht gewollt hätte, dass man sie mit dem Staubsauger auf die Straße gelassen hätte. Die Dame steuert ihr Handeln aber nicht mehr mit dem funktionierenden Verstand. Sie hat eine neue Art, sich mit den Dingen der Welt in Beziehung zu setzen. Sie will das Laub aufsaugen und da kommt ihr der Staubsauger gerade recht. Wäre die Dame nicht dement, käme niemand auf die Idee, sie daran zu hindern.

Der Mensch darf also unvernünftig handeln, solange er bei Verstand ist. Sobald er nicht mehr im Vollbesitz seiner geistigen Fähigkeiten ist, kann ihm offensichtlich dieses Recht verwehrt werden. Die Selbstbestimmung eines Menschen mit Demenz hängt also selbst bei vollkommen ungefährlichen und unschädlichen Verrichtungen von dem Wohlwollen anderer Menschen ab und oft ist es so, dass sich diese Menschen eher als Verhinderer statt als Ermöglicher erweisen. Statt sich anwaltschaftlich für den aktuellen Willen des Menschen mit Demenz einzusetzen, berufen sie sich auf den mutmaßlichen Willen, fragen sich also, was der Mensch mit Demenz getan hätte, als er noch bei Verstand war. Bei einem Menschen mit Demenz steht aber der Verstand nicht mehr an erster Stelle. Er lässt sich von Gefühlen, Eindrücken, Lust, Impulsen und Antrieben leiten. Wer den Menschen mit Demenz wohlgesonnen ist, der wird seinen erkennbaren Willen respektieren und unterstützen, sofern der Mensch sich nicht selbst und andere gefährdet.

Menschen mit Demenz brauchen Biotope

Wer sich anwaltschaftlich für das Recht der Menschen mit Demenz auf unvernünftiges Handeln einsetzt, der wird nach Bedingungen suchen, in denen die Menschen ohne überflüssige Reglementierungen frei handeln können. In der häuslichen Umgebung sollte es kein Problem sein, einen Menschen mit Demenz am Mittagstisch mit den Fingern essen zu lassen, das Essen untersuchen zu lassen oder es zweckzuentfremden. Man kann zum Beispiel kleine Portionen anbieten, um die »Matscherei« nicht ausarten zu lassen. Auch das Ausräumen von Schubladen ist kein Problem, wenn man die Lieblingsschubladen zum Spielmaterial erklärt. In der Öffentlichkeit, im Wohnquartier sollte es kein Problem sein, wenn ein Mensch eine Puppe im Arm hält, einen Schnuller im Mund hat, wenn er im Lokal das Besteck in die Handtasche steckt, wenn er fremde Personen anspricht oder eben dem Laub mit dem Staubsauger zu Leibe rückt.

Aber auch für Menschen mit Demenz gilt, dass ihre Freiheit dort endet, wo sie die Freiheit der anderen einschränken. In Familien wird die Grenze des Zumutbaren unterschiedlich eng oder weit gesteckt. Meistens ist die Grenze erreicht, wenn der Mensch seine Ausscheidungen im Haus verteilt. In der Öffentlichkeit wird bisher nicht diskutiert, was an öffentlichen Einrichtungen und Orten auszuhalten ist und geduldet werden muss. Die Nachbarschaft muss sicherlich nicht auf Dauer das nächtliche »Hilfe«- und »Hallo«-Rufen aushalten und sicherlich ist das Mitsingen in der Oper unzumutbar. Der Ermessensspielraum ist bisher gewiss nicht ausgeschöpft, dennoch wird es Verhaltensweisen geben, die mit den Errungenschaften unserer Zivilisation schwer vereinbar sind. Wenn die Grenze der Zumutbarkeit überschritten wird, dann benötigen die Menschen mit Demenz separate Biotope, in denen sie ihre neu entwickelten Eigenarten ohne große Einschränkungen ausleben dürfen.

Üblicherweise werden die Menschen zurzeit in Einrichtungen der Pflege untergebracht. Diese sind allerdings selten als Biotope eingerichtet, sondern als Versorgungsorte, in denen man den Menschen mit den gleichen Regeln der Zivilisation begegnet, an denen sie schon mal gescheitert sind. Auch hier legt man ihnen nahe, nicht mit den Fingern zu essen, sich nicht zu entkleiden und auf keinen Fall ihre volle Vorlage spazieren tragen. Wenn die Dame ihr Wasser im Flur ablässt, bekommt sie, obwohl nicht inkontinent, eine geschlossene Vorlage, die zu öffnen sie kaum in der Lage ist. Wenn ein Herr unbekleidet sein Zimmer verlässt, wird er eingefangen und gegen seinen Willen angekleidet oder in dem Zimmer zurückgehalten.

Man darf den Mitarbeiter:innen in den Einrichtungen zugutehalten, dass viele von ihnen, leider nicht alle, bereit wären, der anderen Weltvergegenwärtigung der Menschen mit Demenz zu entsprechen und ihnen Freiheiten und Freiräume einzuräumen. Sie unterliegen jedoch der Erwartung von An- und Zugehörigen sowie der Öffentlichkeit, die Menschen von unvernünftigen und unzivilisierten Verhaltensweisen auch dann noch abhalten wollen, wenn sie ausgrenzt sind.

Vorsorge für ein selbstbestimmtes Leben mit Demenz

Für den Fall, dass man sich vom Verstand wegentwickelt und seine Angelegenheiten nicht mehr allein regeln kann, sollte man in einer Betreuungsverfügung festlegen, welche Person welche Aufgabenbereiche übernehmen soll. Selbstverständlich ist der Betreuende angehalten, Entscheidungen im Sinne des zu Betreuenden zu treffen. Wer zusätzlich darauf bedacht ist, in seinem Alltagshandeln nicht allzu sehr eingeschränkt zu werden, sollte einen Betreuenden wählen, der sich auch für die jetzt bekannten und die sich zukünftig entwickelnden unvernünftigen Vorlieben einsetzen wird. Der eine will schon heute nicht auf ein Gläschen Alkohol verzichten, die andere nicht auf Nikotin; die eine kann nur schlafen, wenn ein Bein nicht zugedeckt ist, der andere muss in seiner Nähe seine Vorstellungen von Ordnung oder Unordnung durchsetzen. Und dann kommen, wenn der Verstand seine Kontrollfähigkeit aufgibt, noch eine Reihe von sehr persönlichen Eigenarten hinzu. Der ausgewählte Betreuende sollte sich auch für deren Beachtung einsetzen (Schützendorf 2017). Im Übrigen hat ein Mensch mit Demenz das Recht, seinen Betreuenden zu wechseln, wenn er mit ihm nicht einverstanden ist. Sein Wille muss erkennbar sei, er muss ihn nicht begründen können. Das Recht auf Selbstbestimmung ist also auf der Seite der Menschen mit Demenz. Aber es kommt nur zum Zuge, wenn es ihnen gewährt wird.

Erich Schützendorf, Studium der Pädagogik, Psychologie und Soziologie, war bis zu seiner Pensionierung VHS-Direktor und Fachbereichsleiter für Fragen des Älterwerdens an der Volkshochschule des Kreises Viersen, Lehrbeauftragter für Soziale Gerontologie an der Hochschule Niederrhein, Dozent an Fachseminaren für Altenpflege und Mitglied in der DGGG.
Kontakt: e.schuetzendorf@web.de

Literatur
Schützendorf, E. (2017). Meine Lebensverfügung für ein gepflegtes Alter. München.

Im Garten der Erinnerung
Gartenräume für Menschen mit Demenz

Ulrike Platz

»Leg dir einen Garten voll schöner Erinnerungen an und geh täglich in ihm spazieren.«
(Lilli Kreßner)

Die Gärten unserer Kindheit – der Duft von Rosen, die Süße der Johannisbeeren, der Obstgarten hinterm Haus. Demente Menschen verlieren das Gefühl für Zeit und Raum. Sie klammern sich an einzelne Erinnerungen, um ihre Persönlichkeit festzuhalten. Demenzgärten helfen dabei, indem sie an Bilder, Gerüche und Gefühle aus der Vergangenheit anknüpfen. Heimische Pflanzen- und Straucharten erinnern an eine Zeit, in der das Leben bewusst und aktiv erlebt wurde.

Demenz ist eine langwierige Krankheit. Sie begleitet die Menschen über acht bis zehn Jahre – vom Zeitpunkt der Diagnose bis zum Tod. Das ist für viele fast ein Zehntel ihres Lebens (Ramm-Fischer 2003, S. 2). Demenzgärten können den Verlauf der Krankheit positiv beeinflussen. Sie stimulieren die Sinne und trainieren das Gehirn. Solche Gärten haben besondere Planungsanforderungen. Das *Deutsche Architektenblatt* bringt es auf den Punkt: »Bisher sind unsere

Häuser, Freiräume und Städte nicht gerüstet für eine Generation, die zwar körperlich agil, geistig aber gebrechlich wird« (Hille 2008a). Die Lebenserwartung der Menschen steigt und damit auch die Zahl der Demenzkranken.

Was können Demenzgärten bewirken?

Selbstständigkeit fördern
- Die Besucher:innen sollen den Garten selbst erkunden, intuitiv erleben und sich frei bewegen können.
- Der Garten soll das Gefühl von Unabhängigkeit vermitteln.

Gemeinschaft und Alleinsein ermöglichen
- Nischen laden zu Ruhe und Alleinsein ein.
- Offene Plätze/Sitzbänke laden zum Gespräch und Austausch mit anderen ein.

Geborgenheit vermitteln
- Einfache (Rund-)Wege, überschaubare Gestaltung, keine Sackgassen, man kommt immer wieder »nach Hause«.
- Gartengestaltung, die Vergangenheit zitiert/ Erinnerungen weckt.
- Begrenzungen wie Mauern und Zäune gestalterisch auflösen und »verstecken«.

Natur mit allen Sinnen erfahren
- Jahreszeiten bewusst miterleben.
- Selbstständiges Gärtnern (»von der Hand in den Mund«) ermöglichen.
- Sinnliche Erlebnisse durch unterschiedliche Farben, Gerüche, Klänge und Oberflächen fördern.

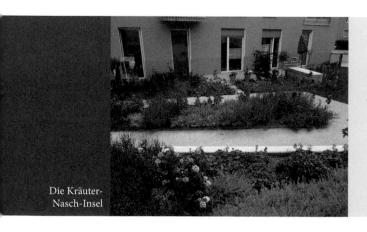

Die Kräuter-Nasch-Insel

Leidfaden, Heft 1/2023, S. 28–29, ISSN 2192-1202, © 2023 Vandenhoeck & Ruprecht

Ein Stück Erinnerung – Demenzgarten für eine Wohngemeinschaft in Brühl

»Klein, aber fein« lautete das Motto für diesen Garten. Mit einer Fläche von 440 Quadratmetern sollten auf engem Raum alle Sinne berührt und verschiedene Gartenstile zusammengefasst werden: eine Ecke Kräutergarten, ein Beet Rosengarten, ein Beet Duftgarten. Hortensien, Rosen und Flieder umschließen den Garten. Sie kaschieren Stützmauern und Ausgänge und binden die Terrassen der Bewohner:innen ein. In der Mitte des Gartens befinden sich Pflanzinseln, ein Sprudelstein und Gartenbänke, die zum Ausruhen und Austausch einladen. Der Duft von Flieder und Bauernjasmin durchzieht den Garten.

Zwei Pflanzinseln wurden als Nutzgarten (Hochbeet) gestaltet. In einem Hochbeet können die Bewohner:innen Johannis- und Stachelbeersträucher pflegen, Beeren ernten und einjähriges Gemüse anbauen. Salbei, Minze, Zitronenmelisse bedecken den Boden darunter. Die Bewohner:innen entscheiden selbst, welche Kräuter gepflanzt werden.

Im Hochbeet entlang der Sitzmauer wachsen Frauenmantel, Katzenminze und Rosen. Es riecht nach Honig, Pfefferminze und Zitrone. Die dritte Pflanzinsel, die »Kies- und Raschelinsel«, wurde mit Gräsern bepflanzt und mit Steinen belegt. Die Bewohner:innen hören, wenn die Steine klicken, die Blätter rascheln und das Wasser fließt.

Die Mittelinsel lädt mit Strauchrosen und Lavendel zum Fühlen und Riechen ein. Dornige Rinden, pelzige und glatte Blätter können ertastet werden. Der Duft von Rosen wartet im Mai, der Duft von Lavendel im August auf die Besucher:innen. Den hinteren Teil des Gartens rahmen zwei Apfelbäume ein.

Der Garten grenzt an den Wohnbereich und ist ebenerdig erreichbar. Große Fenster lassen Innen und Außen miteinander verschmelzen. Von der Außenterrasse können Menschen, die sich nicht mehr gut bewegen können, den Garten erleben.

Die Wege sind in Schleifenform angelegt. Sie führen immer zum Anfangs- und Endpunkt zurück. So wird das Gefühl von eingesperrt sein oder »am Ende ankommen« vermieden. Gleichzeitig ermöglicht der Rundlauf Bewegung und vielfältige Eindrücke – demente Menschen empfinden das Gesehene wird immer wieder als neu.

Die Oberflächen der Terrassen und Wege sind schlicht und fugenlos. Die Gartenbesucher können sich auf den barrierefreien Wegen sicher und ohne Ablenkung bewegen.

Menschen mit Demenz nehmen die Gegenwart oft nur noch über ihre Sinne wahr. Riechend, sehend und hörend tasten sie an ihr altes Leben heran und reisen in ihre Erinnerung. Der Garten wird zu einem unverzichtbaren Lebens- und Erfahrungsraum.

Dipl.-Ing. Landschaftsarchitektin **Ulrike Platz** ist freiberuflich tätig in ihrem Unternehmen *die3 landschaftsarchitektur Brückmann & Platz Landschaftsarchitekten PartGmbB* in Bonn. Schwerpunkte ihrer Arbeit sind Stadtgestaltung, Freiraumplanung, Gartenschauen und Jurytätigkeit bei Wettbewerben. Sie ist Pressesprecherin für Energie und Stromnetzausbau bei der Bundesnetzagentur.

Kontakt: ulrike.platz@die3la.de
Website: www.die3la.de

Literatur

Hille, N. (2008a). Verwirrt, aber würdig. In: Deutsches Architektenblatt, 2, S. 32–34.

Ramm-Fischer, A. (2003). Neues aus der Demenzforschung. In: Zukunftsforum Demenz, Dokumentationsreihe Band 3 zum 7. Workshop am 13.03.2003.

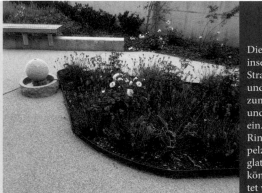

Die Mittelinsel lädt mit Strauchrosen und Lavendel zum Fühlen und Riechen ein. Dornige Rinden, pelzige und glatte Blätter können ertastet werden.

Warum ein Hospiz nicht immer der beste Ort sein kann
Menschen mit Demenz im Hospiz

Susanne Hirsmüller

Die 82-jährige Patientin Frau K. wurde von der Sozialarbeiterin eines Krankenhauses im Hospiz angemeldet. Es war ein Ovarialkarzinom festgestellt worden. Außer Schmerzen und Verdauungsstörungen werden keine weiteren Symptome angegeben, sie ist noch in ihrer Wohnung mobil. Die erforderliche ärztliche Notwendigkeitsbescheinigung für die stationäre Hospizpflege und Pflegegrad 1 sind vorhanden. Die Patientin hat zwei Töchter. Die Familie hatte einen bereits von der Sozialarbeiterin organisierten Pflegeheimplatz mit der Begründung abgelehnt, die Mutter solle in der letzten Lebensphase bestmöglich versorgt werden, was ihrer Meinung nach in einem Pflegeheim nicht möglich sei.

Am Aufnahmetag kommt die Patientin am Arm ihrer Tochter zu Fuß ins Hospiz. Sie geht unsicher, kann ohne Stock nur wenige Meter zurücklegen. Beim – im Hospiz stets sehr ausführlichen – Aufnahmegespräch mit Mutter und Tochter fallen der leitenden Pflegekraft die motorische Unruhe der Patientin und die mangelnde Orientiertheit hinsichtlich Ort und Zeit auf. Die Tochter berichtet im Gespräch erstmalig von der seit langem bekannten Demenz der Mutter. Nach und nach stellt sich heraus, dass die Symptome, die die Patientin aufgrund der Krebserkrankung hat, derzeit im Hintergrund stehen, die Patientin kaum belasten und medikamentös gut im Griff sind. Mehrfach fragt Frau K. während des Gesprächs ihre Tochter, ob sie nun nach Hause gehen würden. Die Erklärung der Tochter, dass die Mutter noch

hier »im Krankenhaus« bleiben müsse, wird von ihr immer nur für kurze Zeit akzeptiert. Nachmittags verlässt die Tochter das Hospiz. Frau K. ist überwiegend freundlich und interessiert, lässt sich aber auf ihrer stetigen »Wanderschaft« durch das Hospiz nicht immer davon abhalten, in andere Patientenzimmer zu gehen. Es gelingt den Pflegenden und Ehrenamtlichen nicht, sie länger als 10 bis 15 Minuten etwa am Küchentisch in der gemütlichen Wohnküche zu halten. Dann steht sie, meist mit den Worten, »jetzt nach Hause gehen« zu wollen, wieder auf.

Durch die für die Pflegenden ungewöhnliche Mobilität und über mehrere Stunden anhaltende Energie/Unruhe der Patientin – sie scheint kaum müde zu werden und sich hinlegen oder im Zimmer ausruhen zu wollen – sind diese ständig damit beschäftigt, nach ihr zu sehen. Dies unterbricht die gewohnten Arbeitsabläufe der Pflegenden, bei denen sie sich in der Regel viel Zeit für die Pflege der übrigen zwölf Patient*innen sowie die Begleitung von deren Angehörigen nehmen und somit Verweildauern von 30 bis 60 Minuten in einzelnen Zimmern nicht ungewöhnlich sind. Frau K. trinkt zum Beispiel in der Küche direkt aus einer Mineralwasserflasche und stellt diese danach wieder zurück in das Regal, sie »besucht« andere Patient*innen in deren Zimmer, findet ihr eigenes Zimmer nicht und fragt Besucher:innen und Ehrenamtliche häufig, wann sie nach Hause gehen könne. Auch in der Nacht ist sie über mehrere Stunden im Hospiz unterwegs.

Leidfaden, Heft 1 / 2023, S. 30–33, ISSN 2192-1202, © 2023 Vandenhoeck & Ruprecht

Am Tag nach der Aufnahme bespricht die Pflegedienstleitung die schwierige Situation mit der Palliativmedizinerin und der Hospizleitung. Gemeinsam kommen sie zu dem Schluss, dass ein weiteres Verbleiben von Frau K. in dem beschriebenen Zustand eine erhebliche Belastung für das Personal und auch für die anderen Patient:innen darstellt: Es kann nicht davon ausgegangen werden, dass sich ihre Situation innerhalb kurzer Zeit aufgrund ihrer Krebserkrankung massiv ändern und damit die letzte Lebensphase beginnen wird. Eine »Ruhigstellung« mit sedierenden Medikamenten zur Unterdrückung der ausgeprägten motorischen und inneren Unruhe kommt aus ethischen Gründen nicht in Frage. Daraufhin ruft die Hospizleitung die Tochter an und bittet diese erneut zum Gespräch. Ihr wird dargelegt, dass die Pflegenden sowie Ärztin und Hospizleitung der Meinung sind, dass ihre Mutter nicht gut im Hospiz untergebracht sei, da ihr nicht die für sie in ihrem jetzigen Zustand notwendige Umgebung und Betreuung geboten werden könnten. Die Tochter ist zunächst schockiert, zeigt dann aber Verständnis und räumt ein, dies bereits tags zuvor bei der Aufnahme befürchtet zu haben. Sie bittet um einen weiteren Tag, um eine alternative Versorgung organisieren zu können. Am darauffolgenden Tag bringt sie die Mutter zunächst zur anderen Tochter nach Hause, von wo aus sie in einem Altenpflegeheim untergebracht werden soll, wenn dort ein Zimmer im Demenz-Wohnbereich frei wird. Das Hospizteam sagt ihr konsiliarische Unterstützung in der Palliativpflege zu, wenn sich bei Frau K. gravierende Symptome der Krebserkrankung einstellen sollten.

Aus dem Fallbeispiel wird die Problematik, um die es in diesem Artikel geht, deutlich: Kann sich das hochqualifizierte und spezialisierte (Pflege-) Team um Menschen mit einer fortgeschrittenen Demenzerkrankung genauso gut kümmern, wie dies bei Menschen mit den unterschiedlichsten Krebs- und neurologischen Erkrankungen seit nunmehr fast dreißig Jahren die Regel ist?

Dazu zunächst einige Fakten:
- Nach wie vor gibt es nur ca. 2500 Hospizbetten in Deutschland (Stand 2019, Quelle DHPV).
- Nach wie vor sind je nach Standort zwischen 85 und 95 Prozent aller Menschen in einem stationären Hospiz onkologisch erkrankt, das heißt, nur ca. 5 bis 15 Prozent haben andere internistische oder neurologische Erkrankungen.
- Die durchschnittliche Aufenthaltsdauer in einem stationären Hospiz liegt zwischen wenigen Tagen und wenigen Wochen, Aufenthalte über mehr als drei Monate sind die Ausnahme.
- Die meisten Menschen im stationären Hospiz leiden unter einer Vielzahl schwerwiegender Symptome (der Krebserkrankung beziehungsweise ihrer Therapien), viele sind pflegebedürftig, bettlägerig oder werden es im Laufe des Sterbeprozesses.
- Da die Nachfrage nach Hospizplätzen das Angebot in der Regel übersteigt, werden fast überall sogenannte Wartelisten geführt und zur Aufnahme (meist) diejenigen Patient:innen mit der größten Symptomlast (und einem absehbaren Versterben) ausgewählt.
- Zwei aktuelle Studien (Dasch und Lenz 2021; Roßmeier et al., 2021) haben gezeigt, dass weniger als 2 Prozent der untersuchten Menschen mit fortgeschrittener Demenz in einem Hospiz verstorben sind.

Aufgrund dieser Punkte und meiner 14-jährigen Erfahrung in der Leitung eines großen stationären Hospizes mit fast 2000 Patient:innen in dieser Zeit erlaube ich mir festzustellen, dass ein stationäres Hospiz bisher in der Regel nicht der optimale Ort für die letzte Lebenszeit von Menschen mit fortgeschrittener Demenz ist.

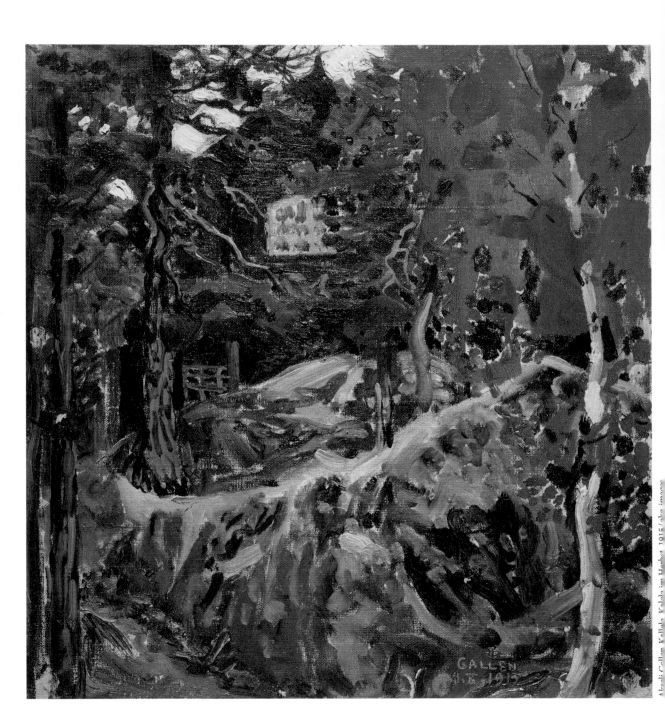

Betrachtet man nun neue Erkenntnisse über die Bedürfnisse dieser Patientengruppe im Hinblick auf Palliative Care, wie sie zum Beispiel von Diehl-Schmid (2020) im Rahmen der EPYLOGE-Studie und von Schmidt (2022) erhoben wurden, wird die Diskrepanz zwischen Realität und Bedarf klar: In seiner Delphi-Studie befragte Schmidt 64 Demenz-Expert:innen aus 23 Ländern zu palliativen Aspekten bei Menschen mit fortgeschrittener Demenz. »Nach übereinstimmender Expertenmeinung sollte Palliative Care in die Betreuung Demenzkranker integriert sein. Zum einen sind die Symptome bei Demenz vielfältig und komplex. Eine Betreuung durch ein multidisziplinäres Team ist sehr von Vorteil. Zum anderen ist die Demenz letztendlich eine terminale Erkrankung, auch wenn sie über viele Jahre verlaufen kann.«

Diehl-Schmid hat in ihrem Forschungsprojekt zur Untersuchung der »Palliativversorgung von Patienten mit fortgeschrittener Demenz in Deutschland« mit hundert Angehörigen von an oder mit Demenz verstorbenen Menschen gesprochen und fast zweihundert Demenzkranke in Heimen oder zu Hause besucht. »Kurz vor dem Sterben leiden Menschen mit fortgeschrittener Demenz unter Symptomen wie Schmerzen, Essstörungen, Atemnot, neuropsychiatrischen Symptomen und Komplikationen wie Atemwegs- oder Harnwegsinfektionen und erleben häufig belastende Phasen. (…) Die Empfehlungen [für Menschen mit fortgeschrittener Demenz] beziehen sich auf die frühzeitige Integration der Palliativversorgung, das Erkennen von Anzeichen eines nahenden Todes, die Symptombewertung und -behandlung, die erweiterte Versorgungsplanung, die personenzentrierte Versorgung, die Kontinuität der Versorgung und die Zusammenarbeit von Gesundheitsdienstleistern« (Eisenmann et al. 2020, eigene Übersetzung).

In diesem vom Bundesministerium für Bildung und Forschung geförderten Projekt wurden abschließend folgende Forderungen zur Palliativversorgung von Menschen mit fortgeschrittener Demenz formuliert:

- zentrale Koordination einer fächerübergreifenden Versorgung,
- Erkennen und Behandeln der Patient:innen mit belastenden Beschwerden,
- geschultes Pflegepersonal mit ausreichend Zeit,
- qualifizierte Unterstützung der Angehörigen,
- Haus- und Heimbesuche durch erfahrene Ärzte,
- rechtzeitige Formulierung von Therapiezielen und Krisenplan.

Es wird vermutlich noch einige Zeit dauern, bis diese Forderungen für die Mehrzahl der Betroffenen umgesetzt sein werden. Wenn dies Realität geworden ist, benötigen diese Menschen vermutlich nicht mehr die spezialisierte »Hospizwelt«, um gut und in Würde sterben zu können.

Dr. med. **Susanne Hirsmüller**, Fachärztin für Gynäkologie und Geburtshilfe, Psychoonkologin und Ethikerin im Gesundheitswesen, hat 14 Jahre das stationäre Hospiz am Evangelischen Krankenhaus in Düsseldorf und den zugehörigen ambulanten ehrenamtlichen Hospizdienst geleitet. Seit 2022 hat sie eine Professur im Studiengang Hebammenkunde, Palliative Care und Ethik im Gesundheitswesen an der Fliedner Fachhochschule in Düsseldorf und ist Lehrbeauftragte in den Masterstudiengängen Palliative Care an der Universität Freiburg sowie der Hochschule Bremen.
Kontakt: hirsmueller@fliedner-fachhochschule.de

Literatur

Dasch, B., Lenz, P. (2021). Der Sterbeort älterer Menschen mit einer Demenz. In: Zeitschrift für Gerontologie und Geriatrie.
DHPV. https://www.dhpv.de/zahlen_daten_fakten.html (Zugriff am 19.11.2022).
Diehl-Schmid, J. (2020). https://www.decide.med.tum.de/palliativ/vortrag-prof-dr-diehl-schmid/ (Zugriff am 19.11.2022).
Eisenmann, Y. et al. (2020). Palliative care in advanced dementia. In: Frontiers in Psychiatry, Jul 21;11, 699.
Roßmeier, C. et al. (2021). How do persons with young and late onset dementia die? In: Journal of Alzheimer's Disease, 81, S. 843–852.
Schmidt, R. (2022). Palliative Aspekte bei Demenz. In: psychopraxis. Neuropraxis, 25, S. 26–31.

Die Eden-Alternative

Silke Nachtwey

Das Kernkonzept der Eden-Alternative ist bestechend einfach: Die Orte, an denen ältere Menschen leben, sollen ein Zuhause für Menschen sein anstatt Einrichtungen für Alte und Gebrechliche. Sie steht für den Aufbau von Gemeinschaften, in denen es die drei »Leiden« des Alters – Einsamkeit, Langeweile und Hilflosigkeit – nicht gibt.

In der Verantwortung der Führungskräfte liegt es, eine herzliche Kultur schaffen, die durch Optimismus, Vertrauen und Großzügigkeit geprägt ist. Dadurch entsteht ein Nährboden für Eigenverantwortung, Selbstbestimmung und Vertrauen. Entscheidungen werden nicht durch die Institution, sondern durch die Menschen und die ihnen nahestehenden Personen getroffen.

In den frühen 1990er Jahren entwickelte der Allgemeinpraktiker und Heimarzt Dr. William Thomas in einem New Yorker Altersheim die Eden-Alternative. Von zentraler Bedeutung ist hierbei, dass alle Mitarbeiter:innen der Einrichtung, vom Reinigungsdienst bis zur Leitung, zum sozialen Umfeld der Bewohner:innen gehören. Die Mitarbeitenden werden nicht nur über die jeweilige Funktion definiert. Genauso werden die Bewohner:innen nicht mehr auf ihre Krankheit oder Hilfsbedürftigkeit reduziert, ihre beruflichen und menschlichen Erfahrungen werden mit einbezogen. Ein enger Kontakt zu Pflanzen, Tieren und zu Kindern gehört zum Konzept. Dr. Thomas sah die wachsende Vielfalt, Farbe und Wärme wie einen Garten an, es erinnerte ihn an eine bessere Welt, den Garten Eden. Deshalb nannte er seinen Ansatz die Eden-Alternative®.

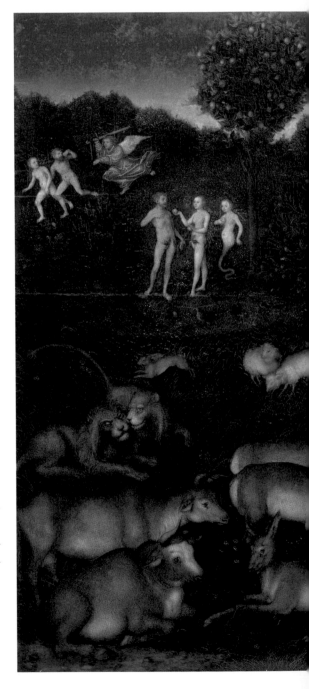

Leidfaden, Heft 1 / 2023, S. 34–38, ISSN 2192-1202, © 2023 Vandenhoeck & Ruprecht

Ein enger Kontakt zu Pflanzen, Tieren und zu Kindern gehört zum Konzept. William Thomas sah die wachsende Vielfalt, Farbe und Wärme wie einen Garten an, es erinnerte ihn an eine bessere Welt, den Garten Eden. Deshalb nannte er seinen Ansatz die Eden-Alternative.

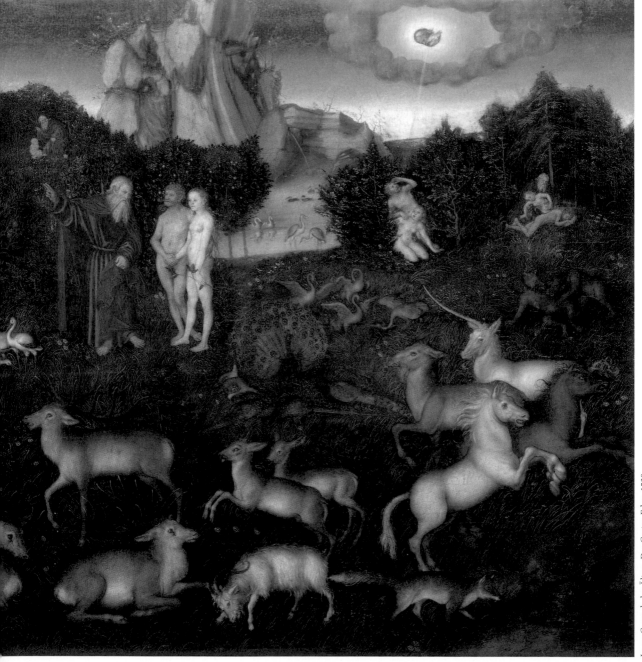

Lucas Cranach der Ältere, Der Garten Eden, 1530.

Das personenzentrierte Wertemodell

Die Eden-Alternative tritt dafür ein, ein institutionelles Pflegemodell in ein personenzentriertes Wertemodell zu verwandeln, in der der Mensch an erster Stelle steht. Personenorientierte Pflege kreist um die einzigartigen Bedürfnisse, Wünsche und Sehnsüchte der betroffen Menschen.

Das höchste Ziel ist das Wohlbefinden aller – der älteren Menschen, der Mitarbeitenden, der Angehörigen und der Ehrenamtlichen. Die Eden-Alternative vertritt das Konzept von Care-Partnerschaft, das dafür eintritt, die Pflege als eine Straße in zwei Richtungen zu erkennen, und den Fokus darauflegt, Wachstum und Wohlergehen jedes Einzelnen in der Pflegebeziehung zu sichern.

Das personenorientierte Pflegemodell fordert uns dazu heraus, unsere Haltung, Überzeugungen und Werte zu verändern, gleichzeitig definiert es neu, wie wir die Qualität unserer Ergebnisse messen.

Aufbau von echten Beziehungen

Wenn ich mit älteren Menschen in Kontakt treten will, muss ich eine Verbindung herstellen. Die Art und Weise, wie ich Verbindung herstelle, hängt wesentlich von meinem Gegenüber ab. Ich muss mir bewusst sein, dass ich viel weniger über mein Gegenüber weiß, als ich vermute. Der Schlüssel zur Welt des Anderen ist die Neugier: Ich erfahre am meisten vom Anderen, wenn ich mich für ihn so sehr interessiere wie für einen spannenden Kinofilm, den ich noch nicht gesehen habe.

Wir Pflegenden müssen lernen, uns zurückzunehmen und den älteren Menschen ihre Kompetenz zu lassen zu entscheiden. Das bedeutet, das Gelernte manchmal in den Hintergrund zu stellen und Wünsche und Bedürfnisse von unseren Älteren zu respektieren. Wir als Begleitende stehen beratend zur Seite.

Es fällt in unserer schnelllebigen Welt sehr schwer, dem Gegenüber wirklich zuzuhören, ihn zu verstehen und ihn mit seinen Gefühlen wahrzunehmen. Dafür braucht es Zeit, unterstützende Fortbildungen und Begleitungen seitens der Leitungen. Gute Erfahrungen haben wir im Senioren-Zentrum Krefeld mit Übungen in Form von Selbsterfahrung gemacht. Zum Beispiel haben beim Thema »Biografiearbeit« alle Mitarbeiter:innen freiwillig ihre eigene Biografie geschrieben. Es kamen schnell Fragen auf: Was wissen meine Kinder eigentlich über mich oder was weiß ich über meine Eltern? Könnte ich so eine Biografie für sie schreiben, wenn sie selber dazu nicht mehr in der Lage sind?

Besonders wichtig bei Menschen mit Demenz ist es, sie nicht aus ihren Gewohnheiten und Vorlieben zu holen, sondern sie darin zu begleiten. Das kann bedeuten, dass, wenn jemand mit dem Essen herummatscht, der ältere Mensch vielleicht gerade einen Kuchen für das Kind vorbereitet. Oder auch, wenn eine ältere Dame morgens um 5.00 Uhr aufsteht und unruhig ist, dass sie alles für die Kinder vorbereiten muss, welche zur Schule müssen. In so einer Situation schauen wir, was sie als Aufgabe braucht, um im Gefühl für ihre Kinder sorgen zu können. Wir müssen beobachten, in welcher Phase des Lebens sich die einzelne Person befindet, und gezielt darauf eingehen.

Care Balance – Begegnung auf Augenhöhe

Einfach ausgedrückt bedeutet Autonomie, die eigene Person zu sein, das Recht zu haben, eigene Entscheidungen zu treffen und den Preis und die Vorzüge der eigenen Entscheidungen auf sich zu nehmen. Fehlende Selbstständigkeit ist ein Zustand, der zu Mitleid, Mitgefühl oder grenzüberschreitender Bevormundung einlädt. Balance ist der Schlüssel zu tiefer Autonomie. Ein wichtiger Teil von Autonomie ist das Recht, Fehler zu machen. Wenn Menschen nur zwischen Alternativen wählen können, die »gut für sie sind« oder schon ausgewählt wird, ist die wahre Dimension von Selbstständigkeit stark reduziert.

Das vierte Prinzip der Eden-Alternative erinnert uns daran, dass die Möglichkeit, sowohl zu geben als auch zu empfangen, das Gegenmittel gegen Hilflosigkeit ist. Menschen, die sich selbst mit der Pflege anderer identifizieren, halten es für »gute Fürsorge«, wenn sie für andere möglichst alles tun. Doch diese wohlgemeinte Großzügigkeit kann zur Hilflosigkeit erziehen und die individuelle Wahlfreiheit verringern. Dieses Ungleichgewicht in der Pflege zerstört schlussendlich die Selbstständigkeit von allen in die Pflege involvierten Personen.

Im Gegensatz dazu erinnert uns das Konzept der Carepartnerschaft, dass Pflege keine Einbahnstraße ist, sondern dass es für alle im Carepartner-Team unzählige Möglichkeiten gibt, sowohl zu geben als auch zu empfangen. Die Carepartnerschaft als Möglichkeit, zueinander Beziehungen aufzubauen, hilft uns, die Wahlmöglichkeiten zu optimieren.

Als Leitung ist es unsere Aufgabe, unsere Mitarbeitenden zu befähigen, ihre Aufgaben nach den Wünschen und Bedürfnissen ihrer Bezugsgruppe zu gestalten.

Erkennen und fördern der Ressourcen

Identität, persönliche Geschichte, Leben und Eigenwahrnehmung sind wesentliche Bestandteile des Wohlbefindens. Ohne sie hören Menschen auf zu sein. Wenn wir Wohlbefinden als Bezugsrahmen wählen, werden Pflegepläne sehr individuell und das Augenmerk wird auf die Stärken, Vorlieben, Ziele und das Wachstum einer Person gelegt. Sobald wir das Gesamtbild einer individuellen Persönlichkeit haben, wissen wir, wie wir uns mit ihr zusammentun können, um ihre Wahrnehmung von Individualität zu stärken und hervorzuheben. Dies trifft auf alle Personen des Carepartner-Teams zu: auf die Älteren oder auf Personen, die Unterstützung annehmen, auf die Angestellten und auf die Angehörigen. Wünsche und Bedürfnisse werden in den Vordergrund geholt und unsere Mitarbeitenden sind autorisiert, spontan und flexibel handeln.

Ein an Demenz erkrankter Bewohner war sehr aufgeregt, er wollte unbedingt zu seinem Bäcker, um seinen Lieblingskuchen zu holen. Ein Mitarbeiter hat diese Not erkannt und ist mit ihm dorthin gefahren. Der Bewohner hat dort mehrere Stücke Kuchen geholt. Zurück in der Einrichtung teilte er den Kuchen mit den Mitarbeiter:innen.

Es ist ein Beispiel für Spontaneität, jedoch auch dafür, wie wichtig Geben und Nehmen sein kann.

Wir beziehen alle Akteure mit ein

Die Besonderheit und das Herzstück der Eden-Alternative ist die Entscheidungsumkehr. Nicht der Betrieb trifft in erster Linie Entscheidungen, sondern es werden – wo immer möglich – Entscheidungen von den Betroffenen getroffen. Damit dieses Prinzip auf allen Seiten gelebt wird, stellen sich die Führungskräfte stets die wichtige Frage: Ist das, was wir tun, nahe an dem, was die Mitarbeiter:innen wollen? Fördert das, was wir tun, menschliches Wachstum und begegnen wir den Mitarbeitenden auf Augenhöhe als Carepartner? Weil eine Philosophie nicht übergestülpt werden kann, sondern von den Akteuren entwickelt und geprägt wird, ist eine einfühlsame Kommunikation die Basis aller Projekte und Maßnahmen. Sie wird in Fortbildungen und Coachings vermittelt und im Alltag von allen Mitarbeitenden und Führungskräften gelebt.

Alle Menschen, die in unserer Einrichtung leben und arbeiten, prägen das Zusammenleben. Nur wer selbst zufrieden ist, kann Zufriedenheit und Freundlichkeit weitergeben.

Die Umsetzung der Eden-Alternative im Senioren-Zentrum Krefeld

In der täglichen Arbeit können wir sehen, dass es sich lohnt, Pflege und Betreuung neu zu denken. Unsere Mitarbeitenden vollziehen enorme Entwicklungsschritte. Sie wachsen mit ihren Aufgaben und sind weiterhin motiviert und engagiert. Ihr persönliches Wachstum zeigt sich vor allem darin, dass sie gern Entscheidungen treffen und Verantwortung für sich und andere übernehmen.

Die Dominanz der Pflege tritt in den Hintergrund, Pflege wird ein Teil des Gesamtangebots. Es wird ein Lebensort geschaffen, dessen Wirkung bis in die kleinsten alltäglichen Handlungen spürbar ist. Mitarbeiter:innen und Bewohner:innen übernehmen wieder bewusst Verantwortung.

Durch die Umsetzung der Eden-Alternative ist eine signifikante Abnahme von Medikamenteneinsatz zu verzeichnen, Depressionen werden zeitig erkannt, wir beobachten eine geringere Lauftendenz. Ältere Menschen werden nicht fixiert an Bett oder Stuhl. Es gibt sehr selten Menschen mit herausforderndem Verhalten und dafür haben wir dann die Möglichkeit der Situationsbesprechungen.

Verglichen mit traditionellen Einrichtungen nehmen die Fluktuation und die Anzahl von Krankmeldungen nachweislich beim Personal ab.

Wenn es Mitarbeitenden gut geht, geben sie das an die uns anvertrauten älteren Menschen weiter. Diese fühlen sich sicher und kommen wieder in Bewegung.

Silke Nachtwey ist Leiterin Pflege und Betreuung des Senioren-Zentrums Krefeld und Landeskoordinatorin der Eden-Alternative.

Kontakt: s.nachtwey@sz-kr.de

Sehr witzig

Eine Bewohnerin und ein Bewohner im Pflegeheim nehmen an einem Tanznachmittag im Pflegeheim teil. Sie finden sich zueinander hingezogen und stellen fest, dass beide verwitwet sind. Sie genießen den Nachmittag und beim Tanz nimmt er allen Mut zusammen und fragt: »Wenn ich Sie fragen würde, ob Sie mich heiraten, würden sie ›ja‹ sagen?«
»Ja«, sagt sie und dann wird es für beide ein wunderschöner Nachmittag.
Der Mann wird am nächsten Morgen wach und erinnert sich nicht mehr, ob die Dame seines Herzens seine Frage mit »ja« beantwortet hat.
Er ruft sie an: »Ich habe Sie gefragt, ob Sie mich heiraten wollen, aber ich weiß nicht mehr, was Sie geantwortet haben.«
»Ja«, haucht sie und dann sagt sie: »Ich bin so froh, dass Sie anrufen. Ich hatte nämlich vergessen, wer mich gefragt hat.«

Menschen mit Demenz verlieben sich, sie schwärmen, sie träumen und genießen die Aussicht, dass etwas Wunderschönes zwischen ihnen und einem anderen Menschen geschehen könnte. Sie haben Glücksgefühle, sie suchen Zärtlichkeit, sie schmusen, kuscheln und küssen.
Der Witz geht von einer traditionellen Verliebtheit zwischen Mann und Frau aus. Manche Menschen mit Demenz machen keinen Unterschied zwischen männlich und weiblich, zwischen jung und alt, zwischen erlaubt und verpönt. Manche machen nicht einmal Halt vor den eigenen Kindern oder Schwiegerkindern und auch nicht vor medizinischem und pflegendem Personal. Verliebtheit passiert ihnen wie den meisten Menschen, aber sie können, da ihnen kein Verstand im Wege steht, nicht abschätzen, wie erwünscht oder angemessen ihre Verliebtheit ist.
Manche Menschen haben sich das Grundbedürfnis nach liebevoller Nähe im Laufe ihres Lebens abgewöhnt und finden es auch bei einer Demenz nicht wieder. Andere entdecken dieses Bedürfnis aufs Neue und wollen es intensiv erleben. Sie werfen wildfremdem Menschen Handküsse zu, küssen die Hände von Besuchern oder streicheln ihre erwachsenen Kinder, die über die bisher ungewohnte Neigung überrascht sind. Einige Menschen mit Demenz haben auch nichts gegen den Austausch von intimer Nähe einzuwenden. Sie legen sich zu anderen Menschen ins Bett oder bitten andere zu ihnen ins Bett zu kommen. Wenn sie niemanden finden, der ihre Lust teilen will, oder ein Doppelbett für zärtliche Stunden zu zweit fehlt, dann masturbieren sie.
Wie in dem Witz kann es passieren, dass die Dame nicht mehr weiß, in wen sie sich verliebt hat. Aber das Gefühl der Verliebtheit bleibt und sie schenkt ihre schwärmerische Liebe dem Pfleger, der sie morgens wäscht. Natürlich darf dieser irritiert sein, aber hoffentlich kann er sich souverän auf die Gefühle der Dame einlassen und entscheiden, ob und wie er an diesem Morgen der Dame pflegerisch nahe kommt.
Erich Schützendorf

Personzentrierte Pflege von Menschen mit Demenz

Christian Müller-Hergl

Ende der 1980er, Anfang der 1990er Jahre entstanden international verschiedene Konzepte, die Pflege und Betreuung von Menschen mit Demenz zu verbessern. Der Ansatz der personzentrierten Pflege setze sich in den nächsten zwanzig Jahren als übergreifendes Rahmenkonzept für all diese Ansätze durch und ist heute in den meisten Richtlinien und Standards westlicher Länder verankert. Es beinhaltet keine spezifischen funktionalen Pflege- und Betreuungsmaßnahmen oder Interventionen (das »Was« der Pflege), sondern beschreibt die Art und Weise, die Haltung, den Kontext, die Beziehung, aus denen heraus Maßnahmen und Interventionen durchgeführt werden sollten (das »Wie« oder der Modus der Pflege).

Funktionale Pflege und Entpersonalisierung

Hintergrund dieser Bemühungen war (und ist) eine Pflege- und Betreuungspraxis, die verrichtungsorientiert und funktional erfolgt und dabei den individuellen Wünschen Bedürfnissen und persönlichen Ausgangslagen der Klient:innen wenig Rechnung trägt. Es liegen Erkenntnisse vor, die belegen, dass mit zunehmender funktionaler und kognitiver Einschränkung und der damit einhergehenden Abhängigkeit eine Vergleichgültigung des Individuellen einhergeht mit einer Konzentration auf funktionale Ankerpunkte wie Ernährung, Mobilität, Hygiene und dergleichen mehr. Menschen mit Demenz kommt ein »negativer Masterstatus« zu, der dazu führt, alle Verhaltensweisen und Äußerungen der Person durch die Matrix »Demenz« wahrzunehmen.

Die Kommunikation reduziert sich auf funktionale Anliegen (in der Literatur oft als »body talk« beschrieben). Die Beziehungen werden zunehmend asymmetrisch, unpersönlicher und dominant, wobei Sicherheit und engmaschige Kontrolle eine wichtige Rolle spielen (Pflege als Zivilisierungsarbeit). Negative Stereotypen (das Kranke und Alte als das Minderwertige), Resignation ob der nicht enden wollenden Bedürftigkeit, Schamdynamiken (Inkontinenz des Körpers und des Geistes und die Verletzung kulturell bedingter Reinlichkeits- und Anstandsregeln), das zunehmende Scheitern einer als echolosen, einseitig empfunden Kommunikation (fehlende Reziprozität), der mit Demenz oft einhergehende Stress, der auch spiegelbildlich Stress bei Pflegenden und Betreuenden entstehen lässt – all dies und noch mehr spielt bei der Entpersonalisierung im Kontakt ein mögliche Rolle.

Eine entmündigende Überfürsorglichkeit im Kontext der Aufrechterhaltung von Ordnung und Disziplin bildet den organisatorischen Kontext, in dem sich die beschriebene Haltung entfaltet und reproduziert. Je höher die Kontrolle, desto mehr wachsen die Resignation und Passivität der Alten, was wiederum den funktionalen Charakter der Versorgung legitimiert. Diese Zusammenhänge treffen in verschärfter Form institutionelle Versorgungsarrangements, treffen aber auch für die häusliche und ambulante Pflege zu.

Diese Regelkreise bestimmen auch die Teamdynamiken: der Mangel an Ressourcen jeglicher Art zwingt Pflegende und Betreuende, dauerhaft in einer Mangel- und Notsituation zu verweilen mit den sattsam beschriebenen Folgen von Burnout, Coolout und moralischem Stress. Ein

Leidfaden, Heft 1 / 2023, S. 39–44, ISSN 2192-1202, © 2023 Vandenhoeck & Ruprecht

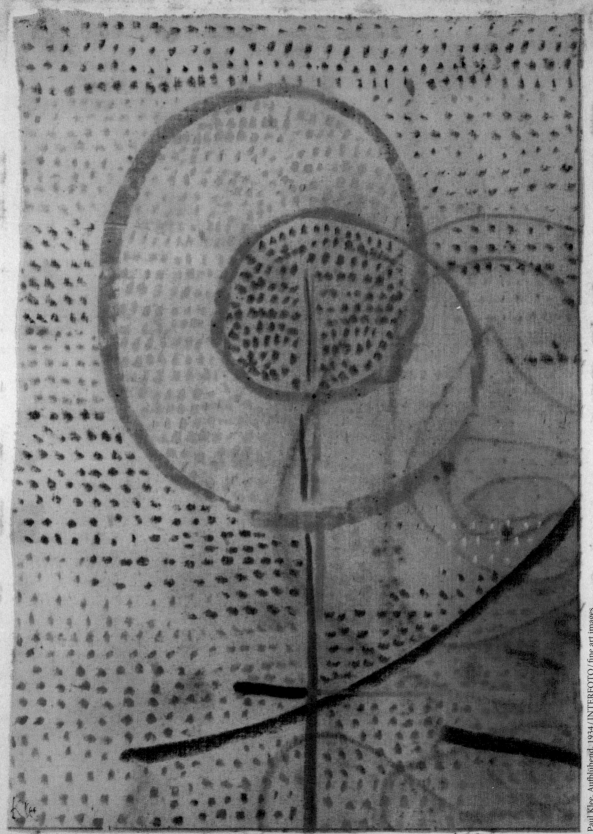

1934 R 17

Aufblühend

zunehmender »Groupthink« lässt eine kollektive Mentalität entstehen, die sich gegen Veränderungen eher wehrt, da diese die hoch zerbrechliche Selbstorganisation stören, mit der man gerade noch zu überleben gelernt hat. Der Kern dieser Selbstorganisation besteht darin, in unvorhersehbaren grenzwertigen Situationen, denen man weitgehend schutzlos ausgeliefert ist, (schnell) Lösungen zu finden und sich (bedingungslos) auf Kolleg:innen zu verlassen – der einzige Schutz, der situativ zur Verfügung steht. Routinen und soziale Bindungen (Team) kompensieren die Belastungen – allerdings mit der Folge, dass Individuelles im Klientenkontakt nur in Ausnahmefällen berücksichtigt werden kann. All dies trifft mehr oder weniger zu und kann selbst innerhalb einer stationären Einrichtung von Abteilung zu Abteilung erheblich variieren.

Hierbei muss immer mitgedacht werden, dass diese Praxis zugleich gewollt und nicht gewollt ist: Sie entspricht nicht dem Anspruch der Institutionen und Professionellen, im Gegenteil, diese Praxis geht mit erheblichem Leiden und Frustration einher, obgleich sie tagtäglich reproduziert wird. Allerdings habitualisiert sie sich mit der Zeit, so dass die Differenz zwischen dem, was man glaubt zu tun und was man tatsächlich tut, immer weniger gespürt wird.

Dieser kurze Aufriss macht deutlich, dass personzentrierte Pflege nur systemisch verfolgt werden kann unter Beteiligung von Leitung, Mitarbeiterschaft, Klient:innen und Angehörigen. Es von Mitarbeiter:innen zu verlangen ohne Veränderungen in den Rahmenbedingungen stellt eine Individualisierung eines Systemproblems dar. Bildung – Stärkung der fachlichen Identität, Rückmeldungen – basierend auf begleitende Beobachtungen, Fallarbeit und gegebenenfalls Supervision, gute Leitung und Führung (Schutz und Unterstützung), Arbeit an den Strukturen und Abläufen, gemeinsam erarbeitete Richtlinien und vieles mehr stellen den Kontext dar, innerhalb dessen sich auch die Haltung der Mitarbeitenden und die Teamdynamiken verändern können.

Personalisierung in der Pflege

Personzentrierung fängt damit an, sich mit der Person zu befassen und nicht alles aus der Perspektive der Demenz wahrzunehmen beziehungsweise Menschen auf ihre Demenz zu reduzieren. In der Regel hat sich ein verstehender Zugang für den Kontaktaufbau bewährt, der sich der Innenseite der Außenseite, also dem subjektiven Erleben und der Befindlichkeit der Person annimmt. Es wird versucht, die innere Situation des Gegenübers in sich nachzubilden, Gefühle, Bedürfnisse und Wahrnehmungen nachzuvollziehen, dort hineinzuspüren bis zu dem Punkt, dass mögliche Bedürfnisse, Befindlichkeiten und auch Verhalten antizipiert werden können. Dazu gehört ein gewisses Maß von Absichtslosigkeit und Machtverzicht: zuhören und verstehen, wie die Person versucht, mit sich und ihrer Situation zurechtzukommen. Die Person erfährt ein Entgegenkommen, eine diskrete Unterstützung, günstigenfalls ein richtiges Erspüren der Bedürfnisse ohne reflexive Anstrengung (zum Beispiel nicht zu viel fragen). Eine hohe Feinfühligkeit ist nützlich, um die rechte Balance zwischen Respekt für die verbliebene Autonomie und das zugleich bestehende Bindungs- und Unterstützungsbedürfnis zu treffen.

Die dafür wichtigsten Voraussetzungen sind Entspannung und Langsamkeit. Beide ermöglichen es, sich in der Körperhaltung, der Atmung, dem Tonus und dem Tempo/Takt (den primären Ebenen der Körpersprache) der Person anzupassen und die eigene Wahrnehmung für den Anderen zu schärfen. Aus der Parallelisierung und Synchronisierung in Körpersprache, Affektausdruck und geteilter Aufmerksamkeit erwachsen eine Wechselseitigkeit, ein Aufeinander-bezogen-Sein, ein gemeinsamer Rhythmus und Fokus, die Sicherheit und Vertrauen, also Beziehung schaffen. Diese Art der Anpassung – inklusive dem Verzicht seitens der Pflegenden auf Erfüllung kommunikativer Normerwartungen – wird implizit seitens der Person mit Demenz als Angebot für Kontakt und Beziehung wahrgenommen, als ein Sich-Einlassen auf die eigene Lebenswelt, und in der Regel (implizit) positiv beantwortet.

Körperlich-affektive Interaktionen stützen diesen Annäherungsprozess, eine zunehmende Kongruenz zwischenleiblichen und prozeduralen Wissens. Es gelingt zunehmend, Körperpositionen, Pausen und Zögern, Blicke, Gesten als bedeutsame Mitteilungen wahrzunehmen. Diese feinmotorischen Abstimmungen zwischen Personen

Kontakts. Sich zu verstehen manifestiert sich als flüchtige »Ordnung« von Thema und Kontakt in einer bestimmten Situation: Da diese Ordnung so flüchtig und vergänglich ist, muss sie immer wieder neu hergestellt werden. Je besser dies durch Zuhören, aktives Verweilen und gemeinsames Handeln gelingt, desto eher kommen die Kompetenzen der Person mit Demenz in den Blick und minimieren sich die Unterschiede. Es gelingt, die unhintergehbare Asymmetrie zwischen bedürf-

> *Während der Pflege wird gesungen, erzählt, ein Gebet gesprochen, über einen Witz gelacht, aber eben auch Pflege durchgeführt: die defizitorientierte Positionierung der Person mit Demenz tritt in den Hintergrund, das Gemeinsam-Gleichzeitige in den Vordergrund.*

geschehen in der Regel unterhalb der Wahrnehmungsebene und zeigen sich an der Verhaltensoberfläche durch einen zunehmenden gemeinsamen Fluss in Kommunikation und Interaktion sowie der Fähigkeit, Blockaden schnell zu »reparieren«. Fiktive Anschlussreaktionen der Pflegenden – wenn nötig – vermitteln implizit den Eindruck, dass Störungen oder Defizite seitens der Person mit Demenz unaufdringlich »unschädlich« gemacht und übersehen werden. So werden der Erhalt und die Stabilisierung des Kontakts mitunter zum eigentlichen Ziel und Inhalt des

tiger und helfender Person in den Hintergrund rücken zu lassen – sie dominiert nicht mehr die Situation.

Während der Pflege wird gesungen, erzählt, ein Gebet gesprochen, über einen Witz gelacht, aber eben auch Pflege durchgeführt: die defizitorientierte Positionierung der Person mit Demenz tritt in den Hintergrund, das Gemeinsam-Gleichzeitige in den Vordergrund. Es entstehen nonverbale Rückkopplungen, die erkennbar werden durch spontane Mitmachbewegungen, motorische Imitation, spontane Zuwendungen der hilfebedürftigen Person zum Pflegenden (Reziprozität). Langsamkeit, Entspannung und Zugewandtheit stellen Signale dar, die unbewusst als Angebot für Beziehung wahrgenommen werden und es der Person unter Umständen ermöglichen, sich etwas davon »auszuleihen«, sprich: sich auf angebotene Handlungspfade einzulassen.

Zusammenfassend geht es darum, Zusammenleben und Zusammensein zu gestalten, heitere Geselligkeit und gegenseitige Anerkennung zu er-

punkte sind Pflegeanlässe von gestörter oder blockierter »Normalität«: Der Alltag funktioniert schlecht bis gar nicht mehr. Pflegende versuchen, Brücken zu bauen, damit Hilfe angenommen werden kann (zum Beispiel auf das Duschen verzichten und vermehrt mit Feuchttüchern zu arbeiten), Anpassungen zu erleichtern (etwa dadurch, dass man konsequent prozedural verankerte Kompetenzen verlässlich nutzt). Hierdurch wird günstigenfalls ein Alltag stabili-

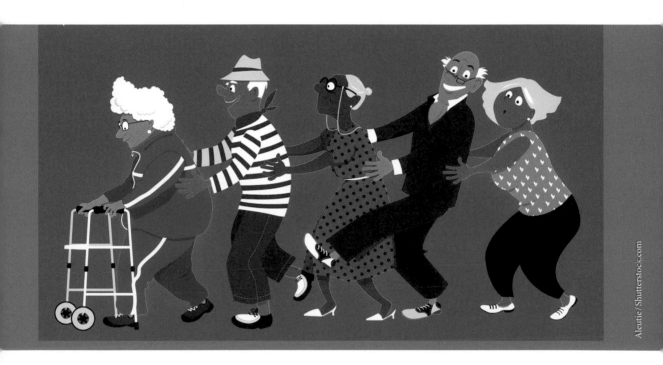

fahren, an Orten der Entschleunigung, der Ruhe und Verbundenheit zu leben.

Beziehung und Pflege

Beziehungsaufbau und Pflege greifen ineinander und sind schwerlich in eine bestimmte zeitliche Struktur zu bringen. Beziehung und Kontakt bilden sowohl Voraussetzung und Ausgangspunkt der Pflege, sind aber auch ihre Folge: Erst im Zusammensein, bedingt durch pflegerische Anliegen, lernt man sich (richtig) kennen. Ausgangs-

siert, der ohne Assistenz nicht mehr gelingt. Und eben dies, ein gelingender Alltag, wirkt sich stabilisierend und beruhigend aus. Aufbau und Erhalt der Beziehung sind hintergründig immer Thema auch dann, wenn vordergründig Aktivitäten des täglichen Lebens durchgeführt werden.

Viele Ambivalenzen kennzeichnen das Gefüge von Beziehung und Maßnahme: Ein Höchstmaß an Funktionieren kontrastiert mit der Anerkennung von Abhängigkeit und dem Recht auf Regression, die Förderung von Autonomie (Einbeziehen in Entscheidungen und Respekt vor den

Verweigerungen und Widerständen) kontrastiert mit der Berücksichtigung dissoziativer Phänomene und nachlassender Ich-Funktionen (also Autonomie nicht mehr zu »können«). Macht und Ohnmacht der Demenz spiegeln sich wider in den widersprüchlichen Impulsen aus der Pflegesituation. Diese Ambivalenzen werden nicht nur in der Beziehung gespürt, sondern auch durch sie bearbeitet, ausgehandelt und gegebenenfalls einer Lösung zugeführt. Je mehr auf Machtausübung verzichtet wird, je mehr Anerkennung und Respekt vermittelt werden, desto eher mag es gelingen, die Kooperation der Person zu gewinnen und damit auch am Ende ein höheres Funktionsniveau zu erreichen.

Dieser individualisierende Ansatz mit wechselseitig beruhigenden und anregenden, hinnehmenden und wiederum zugehenden Impulsen wird oft mit dem Bild einer Rutschbahn in Verbindung gebracht: Je besser das Pflegebündnis gelingt, desto eher kann das Rutschtempo verlangsamt werden. Eins-zu-eins-Kontakte sind in der Regel vorzuziehen, kommen aber auch an eine Grenze: Zu viel Nähe und zu viel Kontakt schlagen unter Umständen in Apathie und Rückzug um und bedürfen einer guten Dosierung, die erneut nur durch, in und mit Beziehung spürbar und bearbeitbar erscheint.

Die Art und Weise, wie Pflege durchgeführt wird, ist genauso wichtig wie die durchzuführende Maßnahme selbst: Letztere ist immer anzupassen, zu relativieren, zu verhandeln in dem Bemühen, einen Machtkampf zu verhindern. Jede Situation ist individuell zu erfassen und in ihrer Subjektivität aus der Perspektive des Bewohners oder der Bewohnerin zu bearbeiten, möglichst ohne den instrumentellen Zwang einer den Prozess eng bestimmenden Pflegeplanung.

Beziehung und Reflexion

Je höher die Kompetenz, desto flexibler die Planung, aber auch desto notwendiger die Reflexion. Wie werden Spannungsfelder zwischen Autonomie und Abhängigkeit, Nähe und Distanz, Einsicht und Scham, Ökonomie und Qualität, Individualität und Standardisierung, Hoffnung und Entsetzen, Aushalten und Fassungslosigkeit immer wieder neu konkret in der Situation in Balance gebracht? In der Pflege von Menschen mit Demenz kumulieren somatische, psychiatrische und palliative Themen. Daher stellt dieses Arbeitsfeld eines der anspruchsvollsten und komplexesten Felder professioneller Pflege dar.

Die Handlungs- und Spielräume der Pflegenden erweisen sich als äußerst begrenzt und sind durch Schulungen allein wenig zu beeinflussen. Reflexionsarbeit stellt eine der wenigen Möglichkeiten dar, in Verbindung mit Wissen begründete Freiräume in konkreten Fällen und Situationen zu schaffen mit der Konsequenz, den eigenen Vermeidungsstrategien nachzuspüren, von funktional bestimmten Standards abzuweichen und sich Zeit zu nehmen. Je mehr dies im Team eine positive Resonanz findet und von Leitenden mitgetragen wird, desto eher fühlen sich alle ermutigt, Spielräume für Umwege zu finden, spontane Einfälle zu ermöglichen, Langsamkeit zu unterstützen, unerwünschte Einmaligkeit der Klient:innen zu tolerieren, dem Sinn von Leid, Alter und Tod nachzugehen, also Beziehungsarbeit zu leisten.

Personzentrierte Pflege ist nicht etwas, das man erreichen und abschließen kann. Eher markiert sie ein Ziel, eine regulative Idee, von wo aus man auf die eigene Praxis zurückschauen kann, um zu sehen, was bereits erreicht wurde und welche weiteren Schritte möglich sind.

Christian Müller-Hergl, Diplom-Theologe, Examinierter Altenpfleger, Supervisor, Systemische Organisationsberatung, ist Wissenschaftlicher Mitarbeiter am Dialogzentrum Demenz, Institut für Pflegewissenschaft der Universität Witten-Herdecke.

Kontakt: Christian.Mueller-Hergl @uni-wh.de

Wertschätzung, Beziehungsarbeit und Achtsamkeit in der Pflege anhand des mäeutischen Pflege- und Betreuungsmodells von Cora van der Kooij

Christine Sila

»Ich glaube daran, dass das größte Geschenk, das ich von jemandem empfangen kann, ist, gesehen, gehört, verstanden und berührt zu werden.

Das größte Geschenk, das ich geben kann, ist, den anderen zu sehen, zu hören, zu verstehen und zu berühren. Wenn dies geschieht, entsteht Kontakt.«

Virgina Satir

Stellen Sie sich vor, eine neue Pflegefachkraft kommt zu Ihnen, bleibt neben dem Bett stehen und sieht zum Fenster hinaus. Würden Sie ihr oder ihm wirklich von Ihren Problemen erzählen? Oder wollen Sie lieber mit jemandem reden, der sich nur für Sie Zeit nimmt, die Türen schließt, sich neben Ihr Bett setzt und Sie dabei ansieht?

Wie können wir es schaffen, dass die Patient:innen und Bewohner:innen sich in ihrer Situation, mit ihren Gebrechen und ihren Krankheiten wohl fühlen und von Lebensqualität sprechen können? Auf der Suche nach Antworten findet sich das mäeutische Pflege- und Betreuungsmodell oder anders gesagt: die erlebensorientierte Pflege. Inhalt dieser Methode sind die bewusste Wahrnehmung und das Sich-Einlassen auf eine Kommunikation mit dem Gegenüber. Auf dieser Basis gelingen eine erfolgversprechende Hilfe und Unterstützung für die Pflegepersonen wie auch für die Bewohner:innen beziehungsweise Patient:innen.

Dieses Pflegemodell wurde in den 1980er Jahren von Cora van der Kooij in den Niederlanden entwickelt. Frau van der Kooij war diplomierte Gesundheits- und Krankenschwester. Sie hat sehr bald gesehen, dass Pflege und Betreuung mehr sind als nur technisches Wissen. Eine gute Pflege und Betreuung können nur dann stattfinden, wenn Emotionen und psychische Belange gesehen und wahrgenommen werden. Zentral beim mäeutischen Pflegemodell ist es, mit dem Gegenüber in Kontakt und auch in Beziehung zu treten. Damit dies möglich ist, müssen ein paar Kernpunkte dieses Modells berücksichtigt werden:

1. Die Erlebenswelten der Betreuenden, Angehörigen und Bewohner:innen/Patient:innen.
2. Die Identität der Pflegekräfte und ihre Spannungsfelder, in welchen sie stehen und wirken
3. Was bedeuten Verluste für alte Menschen und wie können sie hier begleitet werden?
4. Welche Bedürfnisse haben an Demenz erkrankte Personen in den einzelnen Erlebensphasen?

1. Jede Person, sei es Betreuer, Angehörige oder Bewohnerin, hat eine eigene Erlebenswelt und auch eine eigene Wahrnehmung dazu. Diese Erlebenswelten sollten erfasst und analysiert werden, damit ein Verständnis für den Anderen möglich ist. Sobald ich die Situation des Anderen sehe und erfasse, kann ich ganz anders damit umgehen. Hierzu ein Beispiel:

Es zieht ein neuer Bewohner ins Pflegeheim. Er hat die Diagnose »demenzielle Entwicklung im fortgeschrittenen Stadium«. Es ist keine verbale Kommunikation mit ihm mehr möglich. Körperlich ist er aber sehr mobil. Durch seine Desorientiertheit verlässt er oft sein neues Zuhause und geht auf die Suche nach seinem alten Zuhause. Dieses findet er meist nicht und irrt dann in der Gemeinde umher, bis ihn jemand aufliest und zurückbringt.

Von einer Mitarbeiterin wird dann die Biografie mit den Angehörigen erhoben. Es stellt sich heraus, dass dieser Mann in seinem Beruf, den er vierzig Jahre ausgeübt hatte, Immobilienmakler war. Wenn dieses Wissen vorhanden ist, kann reagiert werden. Dadurch ist es möglich, diesen Menschen dort abzuholen, wo er sich in diesem Moment befindet, und die Gewohnheiten, die er sich in den vierzig Jahren seiner Berufstätigkeit angeeignet hatte, im Alltag umzusetzen.

Die Mitarbeiterin richtet in seinem Zimmer ein Büro ein. Sie besorgt mehrere Aktenordner mit Unterlagen und Plänen von Wohnungen. Die Mitarbeitenden vereinbaren, dass jeder einmal im Tag in dieses Büro geht und um eine Wohnung anfragt. Es wurden so unzählige Wohnungen an die Mitarbeitenden fiktiv verkauft und der Bewohner hatte wieder seine Bestimmung und seine Sicherheit. Er hatte kaum mehr das Bedürfnis, das Haus zu verlassen, und sein Status wuchs ständig. Er lachte viel und hatte eine sehr große Freude, wenn wir mit der gekauften Unterkunft zufrieden waren.

Es ist einfach sehr wichtig, die Erlebenswelt des anderen zu kennen und darauf zu reagieren.

2. Jede Pflegekraft hat eine eigene Geschichte, die sie zur Arbeit mitbringt. Seien dies die Biografie, die momentane Lebenssituation, Lebensereignisse etc. Dies sollte kein Geheimnis unter den Mitarbeitenden sein. Jeder kann auf den Anderen besser eingehen, wenn er einen Teil von sich preis gibt. Er kann, wenn gewünscht, unterstützt und auch besser verstanden werden.

Gerade im Pflegeberuf werden viele Kompetenzen von den Mitarbeitenden erwartet. Es müssen täglich Entscheidungen getroffen werden, die sehr emotional sein können. Von großem Vorteil ist es, wenn das Team schwierige Situationen miteinander bespricht und auch gemeinsam Lösungen gefunden werden können. Zudem gibt es in der Pflegearbeit Spannungsfelder wie Nähe/Distanz, Kreativität/Regeln, Kompetenz/Ohnmacht und anderes mehr.

Gerade diese Spannungsfelder sollten gesehen und reflektiert werden. Es kann dann besser damit umgegangen werden. Wenn ein Team gemeinsam gut funktioniert, profitiert davon auch die Arbeit mit den Bewohner:innen und die Beziehungsarbeit kann viel besser stattfinden.

3. Im Laufe eines Lebens erfahren Menschen sehr viele Verluste. Ob dies Personen, Dinge, Werte oder Abläufe sind, sei dahingestellt. Jeder Verlust macht etwas mit einem Menschen. Genau hier möchte das mäeutische Pflegemodell unterstützen. Mit Hilfe von Instrumenten werden die Bewohner:innen behutsam und achtsam abgeholt. Es wird das Thema mit ihnen besprochen und versucht, sie in ihrer Situation zu unterstützen.

4. Wichtig ist es, das Krankheitsbild der Demenz in vier Verhaltensmuster einzuteilen, damit die Bewohner:innen gezielt betreut werden können. Im mäeutischen Pflege- und Betreuungsmodell nennen wir diese Phasen das »bedrohte«, das »verirrte«, das »verborgene« und das »versunkene« Ich-Erleben. Diese Einteilung ist nicht in Stein gemeißelt. Sie soll eine Orientierung für die Mitarbeitenden darstellen. Gerade bei diesen Bewohner:innen spielen die Emotionen eine sehr große Rolle. Kontakt, Nähe und Zusammengehörigkeit sind hier Schlüsselpositionen, damit der Bewohner sich wohl und geborgen fühlt, aber auch die Mitarbeiterin mit ihrer Arbeit zufrieden ist.

Dies sind nur ein paar wichtige Punkte, die im mäeutischen Pflege- und Betreuungsmodell sehr

Es ist möglich, diesen Menschen dort abzuholen, wo er sich in diesem Moment befindet, und die Gewohnheiten, die er sich in den vierzig Jahren seiner Berufstätigkeit angeeignet hatte, im Alltag umzusetzen.

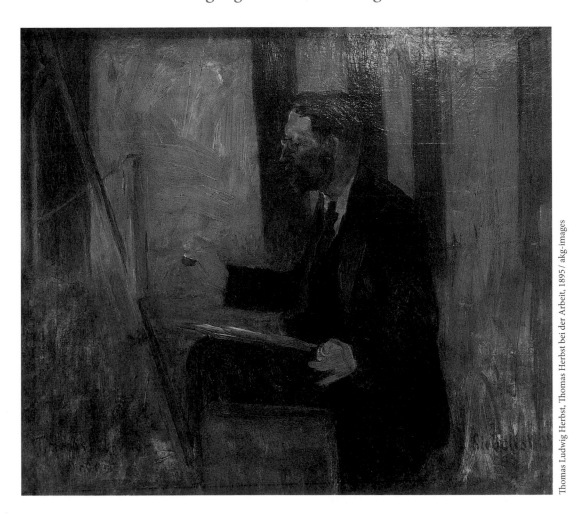

Thomas Ludwig Herbst, Thomas Herbst bei der Arbeit, 1895 / akg-images

gut beschrieben und bearbeitet werden. Im Jahr 2012 wurde im Sozialzentrum Altach dieses Pflegemodell eingeführt. Alle Mitarbeitenden im ganzen Haus wurden geschult. Es wurden die genannten Punkte und noch viele mehr behandelt.

Auch in der palliativen Betreuung unterstützt uns das mäeutische Pflege- und Betreuungsmodell sehr. Es hat sich das gemeinsame Arbeiten am gemeinsamen Ziel entwickelt: nämlich, dass die Mitarbeitenden einen Arbeitsplatz haben sollen, an dem sie sich gesehen, gehört und verstanden fühlen, und dass die Bewohner:innen einen Ort bekommen sollen, an dem sie gesehen, gehört und wahrgenommen werden. Dadurch bekommen sie ein Zuhause.

Christine Sila, MSc, ist Diplomierte Gesundheits- und Krankenpflegerin, Marte Meo Colleague Trainerin und war lange im Sozialzentrum Altach als Pflegedienstleitung tätig, wo sie das mäeutische Pflegemodell eingeführt hat.

Kontakt: christine.sila@gmx.at

Literatur

Ensinger, C. (2020). IMOZ Austria. Engelhartszell.

Kooij, C. van der (2012). Ein Lächeln im Vorübergehen. Erlebensorientierte Altenpflege mit Hilfe der Mäeutik. 2., ergänzte und durchges. Auflage. Bern.

Kooij, C. van der (2017). Das mäeutische Pflege- und Betreuungsmodell. Darstellung und Dokumentation. 2., überarb. und ergänzte Auflage. Bern.

Validation im Pflege- und Betreuungsalltag

Karin Eder

Kennen Sie das auch? Kolleg:innen, die eine Ausbildung als Validationsanwender:in haben, aber im Alltag gibt es dann keine Möglichkeit zur Umsetzung? Ist es tatsächlich so schwer, diese Ausbildung dann in der Pflegepraxis umzusetzen, oder wird oftmals die Erwartung zu hoch gesetzt? Liegt es an der nicht vorhandenen Zeit im Arbeitsalltag?

Bei der Validation muss in einem Setting gut abgewogen werden, welche Prioritäten vorliegen und was alles getan werden muss, damit es Menschen mit kognitiven Einschränkungen gut geht und ein gelingendes Miteinander von Betroffenen und Pflegepersonen möglich wird.

Was genau ist denn Valildation?

Validation ist eine Kommunikationsmethode und ein emphatischer Zugang zu sehr alten Menschen. Es ist eine Handlungsmethode, die hilft, Stress zu reduzieren sowie die Würde und das Wohlbefinden zu erhöhen. Die Validationsmethode hat ihren Ursprung im emphatischen Zugang und der ganzheitlichen Betrachtung des Individuums (https://vfvalidation.org/get-started/what-is-validation/).

Validation wird oft missverstanden als die Lösung aller Probleme in der Kommunikation mit Menschen mit demenziellen Erkrankungen. Zwar ist diese Form der verbalen und nonverbalen Kommunikation ein guter Zugang, allerdings nicht, um alle Menschen mit demenziellen Erkrankungen zu erreichen. Vorrangig geht es bei dieser Methode um die Kommunikation mit hochbetagten Menschen und an Alzheimer erkrankten Menschen. Zwar kann jeder Mensch validiert werden, denn in der Grunddefinition bedeutet dies, das Gesagte des Anderen für wahr

befinden, aber nicht immer kann man dadurch einen Zugang zum Gegenüber finden. Schaden kann diese Methode allerdings nie. Doch wenn Menschen zusätzlich an psychiatrischen Erkrankungen leiden, kann diese Art der Kommunikation oft nicht greifen oder den gewünschten Erfolg bringen.

Grundsätzlich geht es auch nicht darum, den Anderen zu verstehen, es geht darum, ein Verständnis im Sinne der Empathie zu entwickeln. Dies bedeutet etwas ganz anderes. Denn in der Kommunikation mit Menschen mit kognitiven Einschränkungen und demenziellen Erkrankungen geht es nicht darum, jemanden zu verstehen, es geht darum, das hinter der Kommunikation versteckte, aber für das Verhalten ursächliche Gefühl zu identifizieren und auf dieses Gefühl reagieren zu können. Also das Gefühl zu verstehen, nicht die Handlung.

Wie kann Validation im Pflegealltag umgesetzt werden?

Validationsgespräche folgen einem gewissen Rahmen. Sie starten mit der Begrüßung, gefolgt durch Kommunikationstechniken anhand bestimmter Fragestellungen und Körperhaltungen sowie Berührungen (Naomi Feil spricht von einer verankerten Berührung), einer Zeitbeschränkung, die von der Anwenderin bzw. dem Betroffenen gesetzt wird, und einer Verabschiedung. Validationsgespräche brauchen Privatsphäre und sollten daher aktiv geplant werden, können aber auch akut erfolgen, wenn Bedarf besteht. Möchte zum Beispiel eine Bewohnerin in einer stationären Pflegeeinrichtung unbedingt sofort nach Hause und die Situation eskaliert, weil sie natürlich nicht versteht, warum sie nicht einfach gehen kann oder dass sie vielleicht auch gar nicht mehr gehen kann und deshalb schreit, dann braucht es sofort ein Validationsgespräch, aber auch den dienstlichen Rahmen dafür.

Kurze validierende Gespräche können immer stattfinden, auch während Pflegehandlungen; sie ersetzen aber das eigentliche Validationsgespräch nicht. Denn im Validationsgespräch geht es darum, jenes Gefühl, das die oder der Betroffene ausdrücken möchte, anzusprechen und in der Bearbeitung des Gefühls zu unterstützen. Denn wenn Gefühle ausgelebt werden können, so verlieren sie an Intensität. Feil spricht beispielsweise davon, Trauer ausleben zu können, um den Schmerz zu reduzieren.

Nehmen wir an, die Bewohnerin schreit, weil sie unbedingt nach Hause möchte. So muss die Pflegeperson, die das Gespräch durchführt, einen Kontakt zur Bewohnerin herstellen, das Gefühl ansprechen (»Sie sind traurig, weil Sie nach Hause möchten«) und mit Fragetechniken das Gespräch so leiten, dass das Gefühl ausgelebt werden kann (»Erzählen Sie mir von zu Hause, ist es dort schön? Haben Sie dort etwas Wichtiges zu tun?«). So kann die Bewohnerin darüber sprechen, was sie gerade berührt, und damit auch ausdrücken, warum sie nach Hause möchte, was damit verbunden ist. Es ist nicht möglich, sie auf der kognitiven Ebene zu erreichen, aber über die Gefühlsebene sehr wohl. Vorausgesetzt, die Bewohnerin hat eine Altersvergesslichkeit beziehungsweise Morbus Alzheimer. Wenn eine zusätzliche psychiatrische Diagnose vorliegt, muss die Pflegeperson sich bewusst sein, dass das Gespräch nicht wirken wird und der Zugang zur Bewohnerin anders gesucht werden muss.

Was brauchen Validationsanwender:innen, um gut arbeiten zu können?

Ausgebildete Validationsanwender:innen sollten die Validationsgespräche geplant und im Rahmen ihrer Dienstzeit durchführen können. Denn wenn es im Pflegeteam ausgebildete Kolleg:innen gibt, so profitieren das gesamte Team und auch die Kund:innen von diesen geplanten Gesprächen. Anwender:innen geben an, dass Nachtdienste mit eingeplanten Validationsgesprächen vor dem Zu-Bett-Begleiten der Bewohner:innen dazu führen, dass diese besser schlafen und die Nächte ruhiger verlaufen. Allerdings müssen die Gespräche eingeplant und der Zeitrahmen und Raum dafür geschaffen werden. Einfach nur ein Gespräch vor dem Einschlafen stellt noch kein Validationsgespräch dar. Beides ist essenziell, aber therapeutisch wirksam ist das Validationsgespräch laut Praktiker:innen auf jeden Fall im Gegensatz zu normalen kurzen Gesprächen.

Was sind die Grenzen der Validation? Wann braucht es eine Verbindung zur Psychologie?

Validation ist kein Allheilmittel; wie jede Kommunikationsmethode hilft sie bei richtiger Anwendung. Genau hier entsteht die erste Grenze. Anwender:innen müssen die Zielgruppe identifizieren können, sie müssen mindestens eine Level-1-Validationsausbildung haben, um das Dreieck Technik–Grundhaltung–Theorie verbinden zu können. Die Grundhaltung allein reicht nicht aus, sie ist Voraussetzung. Erst durch das theoretische Wissen kann die Zielgruppe richtig identifiziert werden und können auch Rückschlüsse auf die Hintergründe der Bedürfnisse (in welcher Lebensentwicklungsphase sich diese manifestiert haben und nun nochmals wirken) geschlossen werden.

Kurze Fortbildungen in Validation reichen für diese komplexe Kommunikationsmethode nicht aus. Diese Fortbildungen verschaffen die Möglichkeit zu verstehen, was Validation bewirken kann. Aber sie können die Ausbildung nicht ersetzen. Eine zweite Grenze stellt jene zur Psychologie dar. In Validationsgesprächen kann es passieren, dass Traumata ausgesprochen werden, die mehr Unterstützung zur Bearbeitung benötigen als Validationsgespräche, hier müssen andere Berufsgruppen wie zum Beispiel Psycholog:innen oder Psychiater:innen hinzugezogen werden.

Validation ist eine wichtige kommunikationstherapeutische Methode für viele Berufsgruppen

Als therapeutische Methode ist Validation nicht nur wichtig für die Pflege, auch andere Berufsgruppen können sie anwenden. Es bedarf keiner pflegerischen Grundausbildung und kann für jede Berufsgruppe und auch für An- und Zugehörige bereichernd sein.

Für den Einsatz in der Pflege bedarf es allerdings wie schon beschrieben Rahmenbedingungen, welche durch die Führung (Direktor:in, Pflegedienstleitung, Bereichs- oder Stationsleitung) mit getragen und unterstützt werden müssen. Sonst ist eine fachlich richtige Anwendung schwer möglich, Pflegepersonen werden aufgrund der nicht vorhandenen Zeitressourcen frustriert und hören auf, Validation anzuwenden. Ebenso braucht es das Verständnis des Teams für die Validation, um nicht in die Situation zu kommen, dass das Team keinen Rahmen für die Anwender:innengespräche zulässt. Dazu können Fortbildungen für das Team sinnvoll sein, damit das Verständnis geschärft werden kann und dies nicht auch noch eine Aufgabe der Anwender:in ist.

Karin Eder, Diplomierte Gesundheits- und Krankenpflegerin, Advanced Practice Nurse, akademische Lehrerin für Gesundheits- und Krankenpflege, Demenzexpertin, Pflegedienstleitung Kuratorium Wiener Pensionisten-Wohnhäuser, ist die Vorsitzende der österreichischen Gesellschaft für Validation.
Kontakt: ederk9@icloud.com

Sehr witzig

Zwei Frauen im Pflegeheim unterhalten sich.
»Du«, sagt die eine »ich glaube, ich weiß gar nicht mehr, wie ich heiße.«
Die andere: »Oh! Bis wann musst du das wissen?«

Verbale Sicherheiten, Redewendungen und lebenslang verwendete Sprüche bleiben bei einer Demenz sehr lange erhalten und helfen den Menschen, oberflächlich an Alltagsgesprächen teilzunehmen, ohne dass sie dem Verlauf folgen können. Werden sie von einem Bekannten nach ihrem Befinden gefragt, sagen sie, dass alles in Ordnung ist, dass sie froh sind, dass sich die Kinder um sie kümmern, um nach dem Gespräch die Tochter zu fragen, wer denn die Person war, mit der sie gerade gesprochen hat. Manchmal passen ihre Beiträge und manchmal passen sie nicht. Und manchmal entstehen zauberhafte Dialoge wie in dem Witz. Es ist beindruckend und zugleich rührend, wenn sich zwei gutbürgerliche Damen im Pflegeheim genauso floskelhaft und belanglos austauschen, wie sie es früher in einem Café getan haben. Damals klang ihr Gespräch in etwa so:
»Hast du schon gehört?«
»Nein, erzähl mal.«
»Also, du kennst doch …«

Jetzt sitzen sie im Pflegeheim und unterhalten sich mit dem gleichen Ernst.
»Ich hatte einen guten Mann.«
»Männer dürfen alles essen, aber nicht alles wissen.«
»Mein Mann war so eifersüchtig.«
»Meiner war beim Amt.«
»Wann waren Sie beim Amt?«
»Das weiß ich nicht mehr.«
Eine der Damen zeigt auf die anderen Bewohner:
»Die hat keinen Mann.«
Dann schweigen sie.

Sie sind sich treu geblieben und fühlen sich den anderen noch immer überlegen.
»Die armen Leute«, sagt eine der Damen zu mir und nach einer Pause: »Gott sei Dank ist bei mir noch alles in Ordnung. Man kann froh sein, wenn da oben noch alles stimmt. Aber die da (sie zeigt auf ihre Mitbewohner*innen), die gehören nicht hierhin.«

Ich gebe der Dame in allen Punkten recht.

Erich Schützendorf

Pflegende Angehörige von Menschen mit Demenz – Nur ein Unglück?

Fernando Carlen

Die Rolle der »pflegenden Angehörigen« kann jeden einmal treffen, der sich in familiären Systemen bewegt. Trotz Herausforderungen und belastenden Situationen stehen auch glückliche Momente und Zufriedenheit im Vordergrund. Unglück im Sinne von unglücklich sein findet man primär in Zusammenhang mit totaler Überforderung, Schuldgefühlen, Abhängigkeiten, Rollentausch, Krisen- und Notfallsituationen. Kompetente Fachpersonen und Umfeld können wesentlich dazu beitragen, dass bei pflegenden Angehörigen gelingende Momente der Begegnung im Vordergrund stehen. Mit pflegenden Angehörigen sind in diesem Artikel pflegende und betreuende Angehörige gemeint.

Pflegende Angehörige als gesellschaftliches Glück

Mit Blick in die Schweiz pflegt jede 13. Person Angehörige, oft sind diese auch Kinder und Jugendliche (vgl. Ott et al. 2019). Mehrheitlich pflegen diese Menschen hilfe- und pflegebedürftige Eltern und Schwiegereltern, Ehepartner*innen sowie eigene Kinder. Gemäß Bundesamt für Gesundheit (2022) leben in der Schweiz etwa 150.000 demenzkranke Menschen. Jährlich kommen mehr als 32.000 Neuerkrankungen hinzu. Die größte Unterstützung erhalten pflegende Angehörige durch die eigene Familie. Professionelle Hilfe ist ein wichtiger Pfeiler der Gesundheitsversorgung, kommt aber in der häuslichen Versorgung oft nur als Unterstützung und Entlastung zum Einsatz. Pflegende Angehörige ermöglichen es, dass pflegebedürftige und kranke Menschen mehrheitlich lange zu Hause in ihrer gewohnten Umgebung leben können und so innerhalb und trotz ihrer Verwirrtheit eine Dauer und Sicherheit erfahren (96 Prozent der älteren Menschen). Pflegende Angehörige sind für den Erhalt einer qualitativ hochstehenden Versorgung im Gesundheitswesen unverzichtbar. Als Gesellschaft, Umfeld und Fachperson sind wir zu Dankbarkeit verpflichtet. Dies gilt es auszusprechen und bewusst zu zeigen. Dankbarkeit und auch Lob führen zu Glücksmomenten und helfen, den Blick auf das zu lenken, was gut läuft.

Einstieg in Pflegesituationen

Die »Karriere« pflegender Angehöriger verläuft sehr oft analog zum Krankheitsverlauf des zu Pflegenden. Während zwei Drittel langsam in die Pflegesituation hineinwachsen, kommt diese für ein Drittel plötzlich (vgl. Bestmann et al. 2014). Unabhängig vom Verlauf geraten pflegende Angehörige in eine Rolle, für die sie nicht ausgebildet sind. Prägt Überforderung die akute Situation, wird beim schleichenden Verlauf eine Person zur pflegenden Angehörigen, ohne sich der Rolle bewusst zu werden. Beide Situationen sind hinderlich für die Annahme von frühzeitiger Hilfe, welche eine Überforderung verhindern kann. Die kritische Auseinandersetzung mit der neuen Rolle erfolgt mehrheitlich zu spät, oftmals erst wenn übermäßige Belastungen und Krisen den Alltag prägen oder die pflegenden Angehörigen selbst krank werden. Als Glück kann eine frühzeitige und qualitativ hochstehende Begleitung durch Fachpersonen und erfahrene pflegende Angehörige bezeichnet werden.

Leidfaden, Heft 1 / 2023, S. 51–54, ISSN 2192-1202, © 2023 Vandenhoeck & Ruprecht

Von der Freude des Sinns

Mehrheitlich verstehen Angehörige aber Pflege nicht als Belastung, sondern als sinngebende Tätigkeit. Gegenseitige, intergenerationelle Unterstützung dient pflegenden Angehörigen als Motivationsgrund. Liebe und Zuneigung sowie moralische Verpflichtung und die aus fehlenden Alternativen geborene Notwendigkeit gelten als Hauptmotive für die Pflegeübernahme (vgl. Kessler et al. 2019; Perrig-Chiello et al. 2010). Bezugnehmend auf die Konzepte der Salutogenese und Resilienz weiß man heute, dass Sinnhaftigkeit eines Tuns zu einer besseren Gesundheit, mehr Wohlbefinden und Zufriedenheit beiträgt.

Pflegende Angehörigen heute

In der Schweiz wurden innerhalb eines Förderprogramms Wissensgrundlagen zur Unterstützung von pflegenden Angehörigen erarbeitet, welche aufgrund der Aktualität auch die neuen gesellschaftlichen Realitäten abbilden (vgl. BAG 2021). Die Aufgaben und Tätigkeitsfelder können sehr vielfältig sein (zum Beispiel Präsenz, Hilfe im Alltag und Haushalt, organisatorische und finanzielle Angelegenheiten, Pflege) und der zeitliche Umfang sowie die Belastung stark variieren. Am häufigsten wird Pflege im Alter zwischen 45 und 65 Jahren übernommen, einem Alter, in dem die Mehrheit berufstätig ist und eigene Kinder

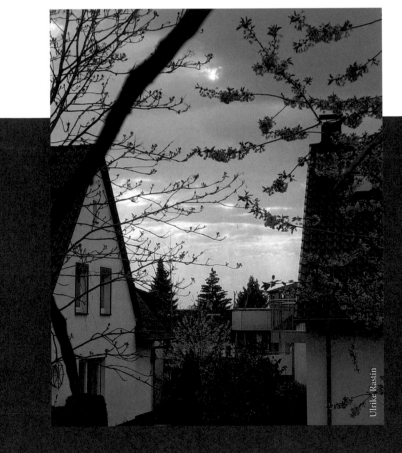

Ulrike Rastin

Pflege von Angehörigen kann als Belastung wahrgenommen werden und zu Erschöpfung sowie Erkrankungen führen, aber auch als etwas Positives erlebt und bewertet werden. Für das Erleben ist es relevant, eine Balance zwischen Belastung und Ressource zu finden.

noch zu Hause sind. Professionelle Hilfe nehmen Pflegende oft erst spät in Anspruch.

Gleichzeitig muss ergänzt werden, dass bestehende Unterstützungsangebote in gut der Hälfte nicht mit Bedürfnissen und gewünschter Entlastung übereinstimmen. Am häufigsten betrifft gewünschte Hilfe Notfallsituationen, Begleitung und Fahrdienst für die unterstützte Person sowie Auszeit von der Unterstützung (vgl. Ott et al. 2019). Als besondere Belastungssituationen gelten der Einstieg in Pflegesituationen, Krisen- und Notfallsituationen, Pflege von Menschen mit Demenz sowie am Lebensende (vgl. Kaspar et al. 2019; Kraft und Manike 2019; Zambrano et al. 2019). Weiter erleben pflegende Angehörige unterschiedliche Zugangsbarrieren zu Unterstützungsangeboten: Informationsdefizite zu Beginn der Pflegekarriere und bei extremer Belastung, fehlendes Rollenbewusstsein, mangelnde Be-

darfsgerechtigkeit, undurchsichtige und komplexe Versorgungssysteme, zu teure Angebote und anderes mehr (vgl. Zeyen 2020; Kaspar et al. 2019; Jans et al. 2019). Unterstützungsangebote wie Tages- und Nachtstrukturen werden oft erst nach Beratungsgesprächen und Zuspruch Dritter genutzt (vgl. Neukomm et al. 2019).

Die Studie von Brügger et al. (2019) zeigt, dass die Koordinationsaufgaben der Angehörigen und das Koordinationsverständnis der Anbieter nicht deckungsgleich sind. Koordinationsaufgaben pflegender Angehöriger gehen weiter und umfassen neben Gesundheits- und Sozialsystem auch Familie, Schule, Arbeitswelt. Fachpersonen fehlt meistens der Blick auf das Ganze. Hinsichtlich Krisen- und Notfallsituationen zeigt sich, dass gesundheitliche Vorausplanung ein wichtiges Instrument ist, dieses aber kaum bekannt ist (vgl. Karzig-Roduner 2019).

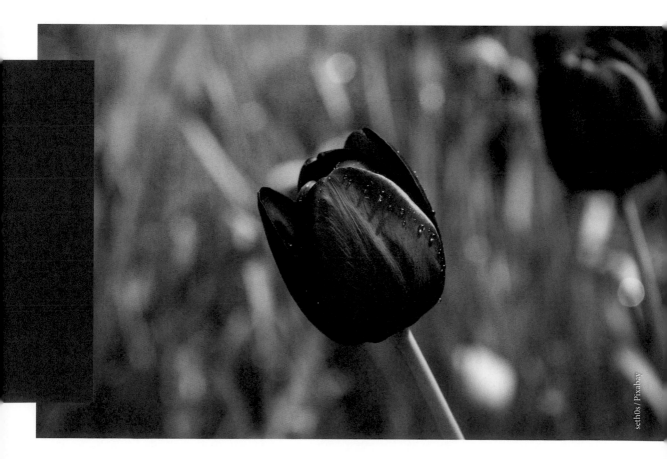

seth0s / Pixabay

Für Betreuungssituationen im Bereich Demenz und am Lebensende ergeben sich spezifische Anforderungen. Pflegende Angehörige haben ein Bedürfnis nach vollständiger und klarer Information durch Fachpersonen. Sie benötigen Unterstützung und Erklärung bei der oftmals schwierigen oder nicht möglichen Kommunikation. Für die sterbende Person wünschen sie sich eine optimale medizinische und pflegerische Betreuung. Leiden soll möglichst vermindert und eine friedliche Grundatmosphäre ohne Druck der Alltagsroutine erreicht werden. Außerhalb von Palliative-Care-Settings kompensieren pflegende Angehörige unter Umständen einen Kompetenz- und Personalmangel und kommen dadurch selbst nicht zur Ruhe (vgl. Zambrano et al. 2019; Carlen 2021).

Balance im »Un-Glück« finden

Pflege von Angehörigen kann als Belastung wahrgenommen werden und zu Erschöpfung sowie Erkrankungen führen, aber auch als etwas Positives erlebt und bewertet werden. Für das Erleben ist es relevant, eine Balance zwischen Belastung und Ressource zu finden. Das individuelle Stressempfinden und das Erreichen einer Balance werden durch interne und externe Belastungsfaktoren bestimmt. Als strukturell belastend gelten bereits genannte Zugangsbarrieren und fehlende bedarfsgerechte Angebote, fehlende Anerkennung der Leistungen und Regelung der Care-Arbeit sowie Mehrfachbelastungen. »Verfügen Angehörige über genügend Ressourcen, in sich selbst und in ihrem Umfeld, können Belastungen gemildert und ausbalaciert werden« (vgl. Kessler et al. 2019). Als interne Ressourcen gelten die Fähigkeit, sich Wissen zu verschaffen, optimistische Lebenseinstellung, Selbstwirksamkeit, Kohärenzgefühl sowie Flexibilität und Ambiguitätstoleranz. Externe Ressourcen sind Verständnis und emotionale Unterstützung, konkrete Hilfeleistungen und/oder Informationen, Entlastungs- und Krisenangebote sowie Unterstützung beim Schaffen von Inseln der Normalität und eine gute, respektvolle und konfliktarme Beziehung zur unterstützungsbedürftigen Person (vgl. Kessler et al. 2019). Als wichtigste Ressource, damit pflegende Angehörige gesund bleiben, gilt heute die Berufstätigkeit. Die Arbeit wird im Gegensatz zur Pflege und familiären Situation als Ort der Normalität, des Ausgleichs und der Ablenkung erlebt. Weiter bietet diese soziale Kontakte, Existenzsicherung und zwingt zu Abgrenzung (vgl. Carlen 2021).

»Un-Glück« ist nicht Schicksal

Pflegende Angehörige sind sehr oft die wahren Expert*innen und leisten hochstehende Pflege, die professioneller Unterstützung in nichts nachsteht. Ziel in dem oft über Jahre dauernden Prozess muss sein, selbst gesund zu bleiben und diesen so zu gestalten, dass man eines Tages mit möglichst positiven Bildern auf die Zeit als pflegende Angehörige zurückschauen kann. Hierbei spielt das persönliche und professionelle Umfeld eine entscheidende Rolle. Eine zentrale Herausforderung ist, dass pflegende Angehörige zu Beginn Laien sind und alles erstmalig ist – auch Krisen- und Notfallsituationen. Wichtig ist, pflegende Angehörige frühzeitig zu erreichen (niederschwellige Sensibilisierung, Bring- statt Holschuld), ein Rollenbewusstsein zu entwickeln und sie im Prozess adäquat zu beraten und zu befähigen. Ein besonderes Augenmerk muss hierbei auf Krisen- und Notfallsituationen sowie Situationen am Lebensende gelegt werden.

 Fernando Carlen, Dr./DBA, ist Pflegewissenschaftler und arbeitet als assoziierter Professor an der Hochschule für Gesundheit, HES-SO Valais-Wallis. Seine Fachgebiete sind Palliative Care und pflegende Angehörige.

Kontakt: fernando.carlen@hevs.ch

Die Literaturliste kann beim Autor angefordert werden: fernando.carlen@hevs.ch

Weiterführende Literatur unter www.bag.admin.ch/betreuende-angehoerige

Die Körpersprache auf der Reise mit Demenz

Elisabeth Grünberger

Wenn man auch noch so alt wird, so fühlt man doch im Innern sich ganz und gar als denselben, der man war, als man jung, ja, als man noch ein Kind war. Dieses, was unverändert stets ganz dasselbe bleibt und nicht mitaltert, ist eben der Kern unseres Wesens, welcher nicht in der Zeit liegt.

(Arthur Schopenhauer)

Körperliche Auswirkungen

Eine Demenzerkrankung hat neben den kognitiven Einbußen im weiteren Verlauf der Erkrankung auch erhebliche Auswirkungen auf den Körper. Dies betrifft vor allem das körperliche Erleben und die Wahrnehmung des eigenen Körpers.

Generell sind die psychomotorischen Bewegungsabläufe und vor allem das Erleben des eigenen Körpers von Demenzerkrankten nicht ausreichend in der Literatur beschrieben. Meine Erfahrungen im Umgang mit Demenzerkrankung sind folgende:

- Körperteile können nicht oder nur eingeschränkt benannt oder erkannt werden.
- Körperteile können in ihrer Funktion nicht zugeordnet werden.
- Empfindungswahrnehmung (stark/leicht, kräftig/sanft etc.) und Fühlen sind eingeschränkt, verzerrt oder gänzlich verloren.
- Der Temperatursinn ist oft unklar oder fehlt; wenn vorhanden, wird vorwiegend über Kälte geklagt.
- Die räumliche Zuordnung von Bewegungsabläufen ist eingeschränkt oder verloren, Bewegungs- und Wegstrecken können nicht abgeschätzt werden.
- Bewegungsaufträge können nicht übersetzt beziehungsweise verstanden werden.
- Das Schmerzempfinden ist deutlich erhöht oder herabgesetzt.

Die Ebene der Symbolsprache

Zu beobachten und beschrieben von Naomi Feil (2005) ist, dass Demenzerkrankte sich einer Art »Symbolsprache« bedienen. Betreuende haben die Möglichkeit, sich auf die Ebene der Symbolsprache des Körpers zu begeben. Wie so häufig im Umgang mit Demenzerkrankung sind die Kenntnisse aus der Biografie unerlässlich, vor allem dann, wenn sich der oder die Betreuende der Symbolsprache nähern will. So können am Beginn der Demenz Bewegungsabläufe, Gesten, Handlungen, die aus dem Leben oder der persönlichen Biografie stammen, gut übernommen und ausgeführt werden. Meist handelt es sich um Begebenheiten mit hohem emotionalem Gehalt.

Als Beispiel dient Frau K., zeitlich und örtlich stark desorientiert, die im Laufe des Tages jeweils pünktlich um 11.30 und um 15.30 mit hoher Unruhe auf der Station herumwandert. Sie erklärt deutlich und klar, dass es nun Zeit sei, das Mittagessen für ihre Familie vorzubereiten oder am Nachmittag ihre Kinder abzuholen. Die Integration des Betreuungsteams von Frau K. in die Vorbereitungen am Mittags- und Jausentisch gaben ihr den nötigen Halt und die Struktur, ihren jahrzehntelangen Aufgaben und Gewohnheiten nachzugehen, und die Unruhe konnte weitestgehend gemildert werden.

Leidfaden, Heft 1 / 2023, S. 55–62, ISSN 2192-1202, © 2023 Vandenhoeck & Ruprecht

Je weiter die Demenz fortgeschritten ist, desto vielfältiger und für uns verzerrter werden symbolische Botschaften vom Betroffenen verwendet. Jedoch ist dies oft die einzige Möglichkeit, wie sich schwer demenzkranke Menschen ausdrücken können.

Je weiter die Demenz fortgeschritten ist, desto vielfältiger und für uns verzerrter werden symbolische Botschaften vom Betroffenen verwendet. Jedoch ist dies oft die einzige Möglichkeit, wie sich schwer demenzkranke Menschen ausdrücken können. Die Symbole, die von an Demenz erkrankten Menschen verwendet werden, beziehen sich auf Dinge oder Personen, die in der Vergangenheit real existiert haben. Eine Hand kann zum Beispiel für eine desorientierte Frau zum Baby werden oder der Rollstuhltisch für den alten Mann zum Arbeitsplatz.

Eine wiegende Rumpfbewegung kann zum Beispiel eine Sehnsucht nach Geborgenheit, nach der Mutter, nach Genuss oder dem Bedürfnis nach Sicherheit bedeuten. Das emotionale Gedächtnis bleibt trotz aller Verluste erhalten. Hierüber sind demente Menschen dann zum Glück auch sehr effektiv ansprechbar (Feil 2005).

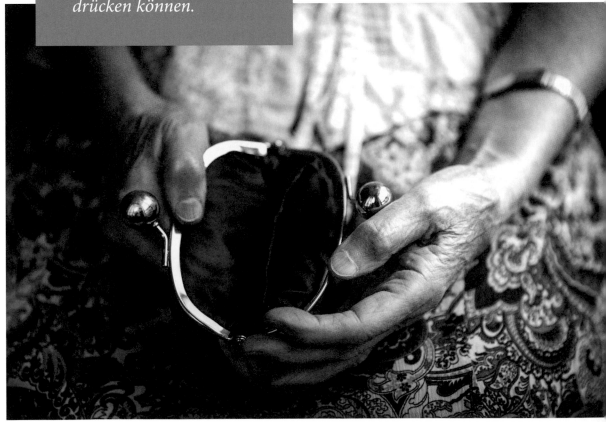

Wirkfaktoren von psychotherapeutischer Körperarbeit

Die Erkenntnisse und Erfahrungen von körpertherapeutischen Verfahren und deren Ansätze stützen sich oft auf tiefenpsychologische und humanistische Theorien der Entwicklung und der Krankheitslehre. Gerade im Umgang mit Demenzerkrankungen sind diese Ansätze wichtige und wertvolle Bausteine.

Meistens werden Bewegung und kinästhetische Wahrnehmung dazu verwendet, den therapeutischen Prozess in Gang zu bringen und ihn zu strukturieren. Im verbalen Geschehen wird der therapeutische Prozess dann reflektiert und aufgearbeitet. Verbale Reflexion ist hier ein Mittel zur Förderung der Bewusstwerdung und der Integration von Körper- und Bewegungserfahrung, ist mitunter jedoch nicht ein unerlässlicher Wirkfaktor der Therapie. Auf die Sprache ganz oder teilweise verzichten zu können ist von Bedeutung, wenn die/der Bewohner*in nicht über die Sprache zugänglich ist oder wenn die Störungsursache in einer vorsprachlichen Erfahrung liegt. Daher ist im Umgang mit vielen Formen der Demenz als auch anderer psychischer und kognitiver Störungen im Alter körpertherapeutisches Basiswissen von Vorteil.

Die therapeutischen Wirkfaktoren von psychotherapeutischer Körper- und Bewegungstherapie sind:

- Der Köper und die Psyche stehen in ständiger, reziproker Interaktion miteinander.
- Die therapeutische Bewegungs-/Körperbeziehung ist zentral gegenüber der Wirkung aller anderen therapeutischen Techniken. Sie beruht auf der Annahme, dass die Persönlichkeit durch die frühen Beziehungen des Kindes interaktiv geformt wird.
- Der Körper und seine Bewegungen spiegeln die Persönlichkeit wider. Die Bewegung und der Körper sind Zugang zum Unbewussten und Mittel zur Reintegration des unbewussten Materials in das Bewusstsein.

- Kreative Körper- und Bewegungsprozesse sind an sich heilsam, da die Neuschaffung von Bewegung und Körpererleben für den Menschen beinhaltet, fehlende oder die Erweiterung begrenzter Formen des »In-der-Welt-Seins« zu erwerben.

Mit diesen Ansätzen lassen sich mitunter gerade mit Demenzerkrankten wertvolle Kontakte und ein Verständnis für selbst kleinste Bewegungen erreichen. Gerade über Haltung, Positionen und Bewegungen können wir jene verstehen lernen und ihnen auf Augenhöhe wertschätzend begegnen.

Essenziell in der Beziehungsgestaltung von allen Mitarbeiter*innen rund um eine effektive Demenzbetreuung ist die Schaffung einer *haltenden Atmosphäre,* die sich auch im Körpergeschehen der Betreuenden ausdrückt und in der sich ein Mensch *gehalten* beziehungsweise geborgen fühlt. Das heißt, eine Anpassung des Vorgehens und eine Abstimmung der Körpersprache an die speziellen Bedürfnisse des/der Bewohner*in können geübt werden.

Die Bedeutung der Technik des Spiegelns

Mittlerweile verwenden einige Berufsgruppen mehr oder weniger erfolgreich die Technik des Spiegelns von Haltungen und Bewegungen. Eine ganz frühe Kommunikation zwischen Mutter und Kind findet über das gegenseitige Spiegeln der Mimik und Bewegung des anderen statt.

Das Spiegeln will geübt und erlernt werden, im Vordergrund bei dieser Technik steht das Einfühlungsvermögen der Betreuenden. Hierbei ist darauf zu achten, dass das Gegenüber sich nicht nachgeahmt oder sich »nachgeäfft« fühlt. Dem können wir nur dadurch begegnen, dass es uns nicht um die Mechanik der Bewegung geht, sondern darum, uns in die innere Welt der anderen einzufühlen. Eine Nachahmung ist auch dadurch ausgeschlossen, dass wir nicht die gesamte Bewegung widerspiegeln, sondern nur den wesentlichen Teil.

Spiegelt eine Betreuende oder ein Betreuender die Bewegung eines Patienten oder einer Patientin, so versucht sie, nicht unbedingt dessen Bewegung exakt zu spiegeln, sondern sie greift empathisch das Wesentliche seiner Bewegung auf. Bei dieser Teilspiegelung geht es darum, einen besonders stark ins Auge fallenden Bewegungsaspekt aufzugreifen, jener muss aber nicht unbedingt vordergründig sein, das heißt, die Quantität der Bewegung spielt dabei eine untergeordnete Rolle. Die Qualität ist von größerer Bedeutung.

Wichtig ist auch, dass diese Bewegungen im Rahmen der Fähigkeiten des oder der Betreuenden liegen. Wird das Spiegeln zur Kontaktaufnahme eingesetzt, so werden eher die gesunden Anteile eines Bewegungsverhaltens übernommen (keine Ticks etc.), da die Patient*innen durch das Spiegeln Empathie, Vertrauen und Unterstützung ihrer gesunden Anteile erfahren sollen.

Die empathische Haltung sollte von ehrlicher Anteilnahme, Respekt und Achtung geprägt sein. Wir geben den Patient*innen zu verstehen, dass unsere Achtung ihnen gegenüber nicht an bestimmte Bedingungen geknüpft ist. Durch diesen Körperausdruck vermitteln wir die Botschaft »Ich achte dich so, wie du bist. Du musst dich nicht verändern«. Für Menschen, die es nicht gewohnt sind, Aufmerksamkeit und echte Anteilnahme zu bekommen, kann diese Erfahrung bereits sehr tiefe Erlebnisse in Gang setzen und eine starke innere Berührung auslösen.

Haltung hat in diesem Zusammenhang mit der »aufrechten Haltung« eines wertschätzenden Kontakts im betreuenden Prozess zu tun. Eine Beziehung zwischen Betreuer*in und Bewohner*in, die auf Sicherheit und Vertrauen aufbaut ist, trägt wesentlich dazu bei, das Leben mit der Einschränkung besser zu bewältigen.

Donald W. Winnicotts Begriff des »good enough holding« (Winnicott 1965) ist bei der Gestaltung der Betreuung ein gutes Fundament. Winnicott meint damit, für eine »gut genug haltende Umwelt« zu sorgen, die körperliche, geistige, psychische und soziale Komponenten berücksichtigt. Bei den Demenzkranken handelt es sich nicht um Säuglinge und Kinder, jedoch ist auffallend, dass sich viele Bewegungsqualitäten, Haltungen und Körperstellungen aus dem Kleinkindalter wieder einfinden. Der körperliche Kreis des Lebens scheint sich hier wieder schließen zu wollen.

Die Auswirkungen der Erkrankung können bei den Betreuenden Gefühle wie Ohnmacht und Hilflosigkeit hervorrufen, sollen aber nicht dazu dienen, den alten und dementen Menschen »niederkuscheln« zu wollen.

In den meisten Fällen ist die Art und Weise der Kontaktaufnahme sehr entscheidend für alle weiteren Maßnahmen, und nur wenn auch *wirklich* ein Kontakt hergestellt ist, sollten entsprechende Interventionen erfolgen. Es ist wichtig, sich vor allem diesem Prozess mit genügend Zeit und Geduld zu nähern, um die individuellen Grenzen der Begegnung zu wahren und zu sichern. Hier gilt der Grundsatz »Weniger ist mehr«. Nicht jede Kontaktaufnahme wird unmittelbar sichtbar sein – oder nicht so, wie es im Kontakt mit nichtdementen Menschen wäre. So kann es vorkommen, dass wir zum Beispiel nur in einer veränderten Atembewegung oder an der Mimik erkennen können, dass der Demenzerkrankte unseren Kontakt beantwortet.

Welche Gedanken und Emotionen einen an Demenz erkrankten Menschen tatsächlich bewegen, kann natürlich nicht verifiziert werden. Es wird immer eine Annäherung an die Wirklichkeit bleiben.

Biografisch orientierte Pflege und Betreuung

Biografisch orientierte Pflege und Betreuung mit Demenzerkrankten sind wichtige Ressourcen, will man die Patient*innen erreichen. Hier begegnet uns ein Mensch in einem Körper, in dessen Gefäß all seine Erinnerungen und Erfahrungen gespeichert sind.

Frau J. sitzt verloren im Aufenthaltsraum der Pflegestation, sie leidet seit Jahren an Demenz, ist weder situativ, räumlich noch zur Person orientiert und ist mit dem Rollator mobil. Aus ihrer Biografie wissen wir, dass sie regelmäßig mit ihrem verstorbenen Ehemann Tanznachmittage besucht hat und beide dieses Hobby bis kurz vor seinem Tod gepflegt haben. Im Raum werden die Vorbereitungen für die wöchentliche Tanz- und Bewegungsgruppe getroffen. Die Gruppe der Senior*innen findet sich langsam mit Hilfe der Physiotherapeutin zur Gruppenaktivität ein. Frau J. scheint von all dem nichts mitzubekommen, sie wirkt aufgrund der neuen Ordnung – ein Sitzkreis wird gestaltet – eher beunruhigt und sie beginnt, nervös an ihrer Kleidung zu nesteln. Als die ersten Walzerklänge ertönen, hebt sie den Kopf, ihr Blick wandert in den Raum, sie wird aufmerksam und scheint die Melodie zu erkennen. Bald beginnt sie die Beine rhythmisch zum Takt der Musik zu bewegen; die Therapeutin kommt auf sie zu und hilft ihr aus dem Stuhl, gemeinsam versuchen sie die ersten Walzerschritte, Frau J. wird zunehmend wacher, lächelt und beginnt mit der Therapeutin gekonnt Walzerschritte zu vollziehen. Sie strahlt. Ansonsten nur mit Rollator unterwegs, kann sie mühelos dem Takt der Musik folgen und der Schrittfolge nachgehen.

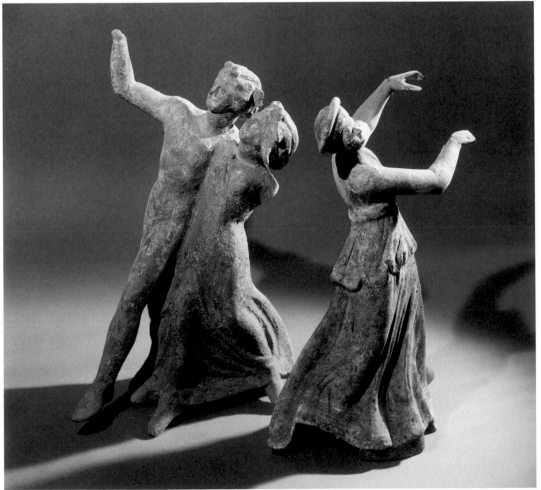

Tänzer, Terrakotta, 3./2. Jhdt. v.Chr. / INTERFOTO / Bildarchiv Hansmann

Immer wieder erleben wir in unserem Alltag in den Pflegeheimen erstaunliche Fähigkeiten der Demenzerkrankten. Wenn wir Fäden zu ihrer Biografie finden, wenn wir ihre Emotionen und Gefühle begleiten, wenn wir uns Einlassen auf den scheinbar oft undurchdringlichen Nebel, mit ihnen gemeinsam die Lichter im dichten Wald des Vergessens suchen, dann können neue Dimensionen der Begegnung gefunden und kreiert werden.

Das Fremdsein im eigenen Körper bleibt dann nicht eine Reise ins Ungewisse, sondern mit Hilfe dieser Begegnungen geben wir ihnen Sicherheit, Autonomie, Selbstwertgefühl und letztlich die Würde zurück, derer es bedarf, gemeinsam in einer Gesellschaft zu leben.

Neue Art der Kommunikation

Die neue Ordnung in der Kontaktaufnahme und Kommunikation erfolgt nicht nach den Regeln, die wir sonst gewohnt sind, sie mäandert durch viele Schleifen, Gedankenbrüche, Abbrüche und in einer für uns oft unverständlichen Welt »sinnloser« Ausdrücke von Wörtern und Sätzen.

Wie kann es sein, dass uns Menschen, die an Demenz erkrankt sind, oft so erstaunliche Antworten geben? Es scheint, als ob sie über die Fähigkeit verfügen, die Stimmung im Raum, die Emotionen des Gegenübers zu spüren und wahrzunehmen.

Bei der Begleitung einer Dame auf der Station, die stets suchend auf den Boden blickte, stellte ich an sie die Frage: »Suchen Sie etwas Frau K.?« Ich bekam entschlossen und sofort die Antwort: »Ja natürlich – meinen Kopf!«

Meine Zeit war schon knapp, Frau W. wusste das nicht, und als ich Frau W. im Zimmer besuchte, empfing sie mich mit den Worten: »Wenn Sie keine Zeit haben, können Sie auch gleich wieder gehen.«

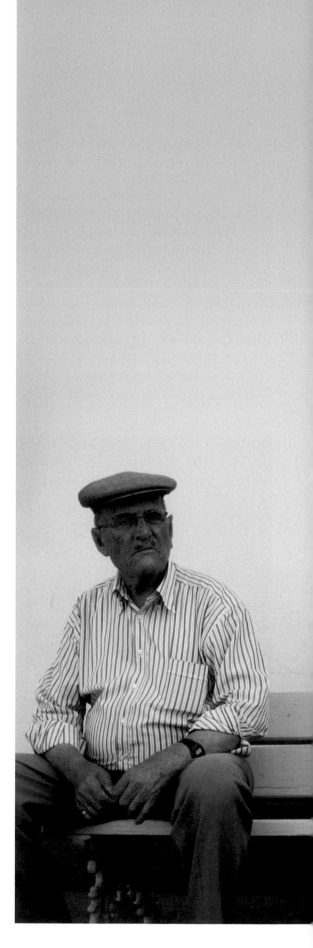

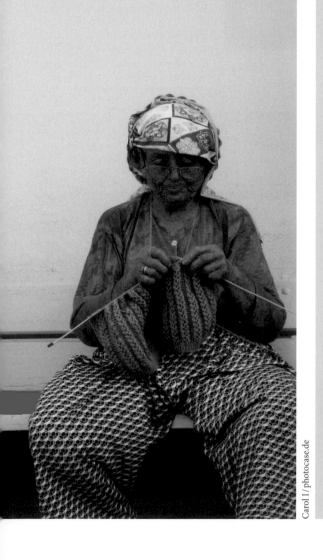

Carol I / photocase.de

Wertvolle Hinweise von Betroffenen

Seit einiger Zeit machen sich Demenzerkrankte auf den Weg und beginnen ihre Empfindungen und Wahrnehmungen zu beschreiben, solange sie noch in der Lage dazu sind. Richard Taylor, selbst ein Betroffener, schreibt in seinem Buch (Taylor 2011):

»*Sie müssen mir **wirklich zuhören** – nicht, um damit zu erreichen, dass Sie sich mir verständlich machen, sondern damit ich Sie verstehen kann. **Sprechen Sie mich mit Namen an,** dann fühle ich mich sicherer, **achten Sie auf meine Mimik** – sie zeigt, ob ich verstanden habe. Manchmal sage ich nichts, aber meine nonverbalen Äußerungen sprechen eine überdeutliche Sprache. Wecken Sie im Laufe der Unterhaltungen oft **Erinnerungen.** Die Gegenwart verunsichert mich, die Zukunft bedrückt mich, deshalb ist es beruhigend, über Dinge reden zu können, an die ich mich gut erinnere.*

*Halten Sie immer **Blickkontakt,** wenn Sie mit mir sprechen, ich wurde oft ignoriert, die Menschen haben oft genug den Blick von mir abgewandt, wenn sie wussten, dass ich dement bin, sodass ich extrem empfindlich geworden bin und sehr genau registriere, wie ich angesehen werde, wenn ich mit jemanden spreche.*

Ich weiß, dass ich es nach wie vor brauche, als ein DU gesehen zu werden, und will, dass mein Personsein gewürdigt wird. Bitte begreift: Ich bin noch da.

Während ich andere mit ›Mama‹ oder ›Papa‹ anspreche, denke ich an die mit meinen Eltern verbundenen Empfindungen und ihr Verhalten. Mir fehlen die Gefühle, ich brauche sie. Es ist einfach so, dass ich solche Empfindungen so eng mit Vater und Mutter verbinde, dass meine Worte auswechselbar werden, wenn ich von ihnen spreche. Ich nehme mir nicht die Zeit, um zwischen den Personen und den Empfindungen zu unterscheiden, ich kann oder will es nicht.

Ich wandere herum, verloren in einem unbekannten Wald, ohne Hoffnung, je wieder nach Hause zu finden. Dazu kommt, dass mich das anscheinend nicht weiter kümmert.

Offen und ehrlich bin ich immer noch, aber wer ich bin und was ich denke, verändert sich fortlaufend, manchmal von Tag zu Tag oder von Stunde zu Stunde. Die Sicherheit, dass ich morgen sein werde, wie ich gestern war und heute bin, gibt es inzwischen nicht mehr.

Meine Fähigkeit zur Selbsterkenntnis entzieht sich meiner Kontrolle. Diese Kontrollverluste lösen die existenzielle Angst aus, mich selbst zu verlieren.

Auch wenn das Leiden fortschreitet, die Erkrankten bleiben Menschen, nur eben auf eine andere, sehr spezielle Art und Weise.«

ferischen Impulse in jedem Menschen sind weder an das Alter gebunden noch an eine Demenzerkrankung.

Alte, demenzkranke Menschen leben in einer Art Traumwelt, in der sie sich lebendig und zum Teil auch kompetent fühlen – unfähig, die realen Grenzen zu erfassen. Sie sind in ihr höchst verletzlich, schutzlos und irritierbar. Alle, die sie begleiten, stehen in der Verantwortung, diesen Traum nicht zu einem ängstlichen Albtraum werden zu lassen.

Elisabeth Grünberger, Diplom-Physiotherapeutin, ist Klinische Leitung BLPP/AGPP, Psychotherapeutin ECP, Akademische Gerontologin, Mediatorin lt Zivi-MediatG, Supervisorin ÖVS, Tanz- und Bewegungstherapeutin. Sie lebt in Wien.
Kontakt: elisa@elisabeth-gruenberger.at
Websites: www.elisabeth-gruenberger.at
www.agenetwork.at

Auch die von Andreas Kruse geleitete Interventionsstudie DEMIAN (Demenzkranke Menschen in individuell bedeutsamen Alltagssituationen[1]) geht davon aus, dass es für Menschen, die mit Demenz leben, in ihrem Alltag wichtig ist, dass sie als Personen angesprochen werden. Die erste Säule in diesem Ansatz ist die Kenntnis von Biografie und Daseinsthemen.

»Bei ihnen handelt es sich um zentrale Anliegen, die den Einzelnen über ein alltägliches Maß hinaus beschäftigen und sich in wiederholten Gedanken, Aussagen, Wünschen, Hoffnungen und Befürchtungen äußern. Zugleich dienen Biografien als Quelle von Sinnerleben und offenbaren die Bindung des Menschen an das Leben. (…) Daseinsthemen weisen eine hohe biografische Kontinuität auf. (…) Sie stellen das Material dar, das dem Menschen bis zuletzt bleibt, auch wenn es bei Demenz nur noch brüchig oder in Resten vorhanden ist« (Ehret 2010).

Wertschätzende Beziehungen können im Sinne einer Ich-Du-Achse selbst bei fortgeschrittener Demenz eine großartige Ressource sein und mit Hilfe der Körpersprache kann Beziehung auch bei sprachlichen Defiziten gelingen. Die schöp-

Literatur

Ehret, S. (2010). Daseinsthemen und Daseinsthematische Begleitung bei Demenz. In: Kruse, A. (Hrsg.), Lebensqualität bei Demenz? Zum gesellschaftlichen und individuellen Umgang mit einer Grenzsituation im Alter (S. 217–230). Heidelberg.

Feil, N. (2005). Validation. Ein Weg zum Verständnis verwirrter alter Menschen. München.

Feil, N. (2007). Validation in Anwendung und Beispielen. Der Umgang mit verwirrten alten Menschen 5. Auflage. München.

Grünberger, E.; Löw-Wirtz, A. (2007). Age-Network. Anforderungsprofil an Praktikumsstellen in Alten- und Pflegeheimen. Wien.

Feil, N.; De Klerk-Rubin, V. (2002). The validation breakthrough. Simple techniques for communicating with people with Alzheimer's type dementia. 2nd edition. Baltimore, MD.

Nieland, P.; Simader, R. (2021). Physiotherapie in der Palliative Care. Rehabilitation am Lebensende. 2. Auflage. München.

Taylor, R. (2011). Alzheimer und Ich. »Leben mit Dr. Alzheimer im Kopf.« Bern.

Winnicott, D. W. (1965). The maturational processes and the faciliating environment. Studies in the theory of emotional development. London. (Deutsch: Reifungsprozesse und fördernde Umwelt. Studien zur Theorie der emotionalen Entwicklung, Gießen, 2002)

Anmerkung

1 https://www.gero.uni-heidelberg.de/forschung/demian.html.

Tipps zum Umgang mit Menschen mit Demenz und herausfordernden Verhaltensweisen

Albert Lukas

Demenzerkrankungen stellen eine der größten Herausforderungen einer alternden Gesellschaft dar. Dabei steigt der Anteil an einer Demenz erkrankter Menschen stetig. Aktuell sind weltweit mehr als 50 Millionen Menschen daran erkrankt, davon etwa ein Fünftel in Europa.

Demenzerkrankungen verursachen oftmals eine erhebliche Belastung bei den betroffenen Menschen selbst, professionellen Pflegekräften und Angehörigen Betroffener. Insbesondere sogenannte responsive Verhaltensweisen stellen in diesem Zusammenhang eine besondere Herausforderung dar.

Herausfordernde Verhaltensweisen umfassen eine heterogene Gruppe von Symptomen und Verhalten, die man grob in affektive Symptome (mit Depression und Angst), Psychose (mit Wahn und Halluzination), Überaktivität (mit Reizbarkeit und Aggression) und Euphorie einteilen kann. Andere mögliche Symptome sind Apathie, Veränderungen im Schlafverhalten und bei Essgewohnheiten sowie enthemmtes Verhalten.

Herausfordernde Verhaltensweisen können durch unterschiedliche Faktoren beeinflusst werden. So können patientenbezogene Faktoren, wie zum Beispiel die Schwere oder Art der demenziellen Erkrankung, von Umgebungsfaktoren, wie zum Beispiel die Interaktion mit dem Pflegenden, unterschieden werden. In diesem Zusammenhang ist bekannt, dass Menschen, deren Pflege sich nicht an den spezifischen Bedürfnissen der demenzerkrankten Menschen orientiert, ein größeres Risiko haben, stationär in ein Krankenhaus eingewiesen zu werden.

Algase et al. (1996) beschreiben in diesem Zusammenhang eine mögliche Erklärung für das Entstehen und Auftreten von herausfordernden Verhaltensweisen in ihrem »bedarfsorientierten Modell für demenziell beeinträchtigtes Verhalten (NDB)«. Hier tritt herausforderndes Verhalten insbesondere im Kontext nicht befriedigter Bedürfnisse auf.

Unerkannter Schmerz und eine damit verbundene fehlende Schmerzbehandlung stellen in diesem Zusammenhang ein anschauliches Beispiel für unbefriedigte Bedürfnisse Betroffener dar. Im Rahmen von unbehandelten Schmerzen können so Aggressionen, Unruhezustände oder Rückzugstendenzen bei demenzkranken Menschen beobachtet werden. Neuere Untersuchungen gehen davon aus, dass in bis zu 50 Prozent der Fälle unerkannter und damit nicht behandelter Schmerz als Ursache eines scheinbar nicht erklärlichen Verhaltens in Frage kommt. Aufgabe von Pflegenden (seien es professionelle oder Angehörige) ist es daher, auf die mögliche Ursache eines zugrundeliegenden Schmerzes im Rahmen von herausfordernden Verhaltensweisen zu achten.

Um systematisch nach möglichen Ursachen für ein zunächst nicht erklärbares Verhalten zu schauen, wurde in den USA das sogenannte Serial Trial Intervention (STI) entwickelt. Hierbei handelt es sich um eine systematische, dem Trial-and-Error-Prinzip folgende Ursachenklärung. In einem ersten Schritt wird nach körperlichen Ursachen – etwa eine nicht erkannte gefüllte Harnblase – geschaut. Kann das auffällige Verhalten etwa durch Entleeren der Blase gestoppt werden (mehr als 50 Prozent Rückgang der herausfordernden Verhaltensweisen), ist die Ursachensuche beendet. Ändert sich das auffällige Verhalten nicht, geht die Suche weiter mit

Leidfaden, Heft 1 / 2023, S. 63–65, ISSN 2192-1202, © 2023 Vandenhoeck & Ruprecht

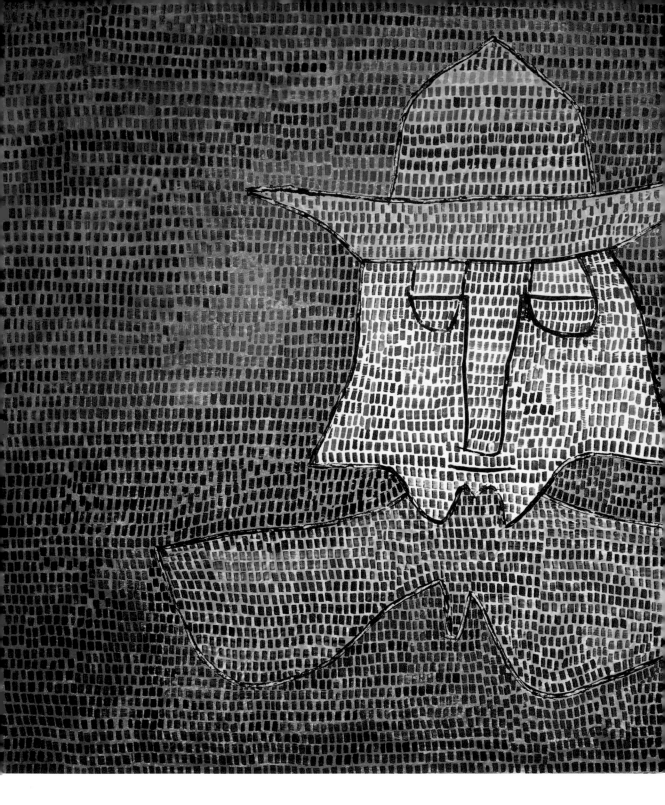

möglicherweise zugrundeliegenden affektiven Störungen (ungestillte psychische Bedürfnisse wie Trost, Einbindung, Beschäftigung). Liegen auch diese nicht vor, kommen in einem weiteren Schritt nichtmedikamentöse Maßnahmen zum Einsatz (zum Beispiel Gespräch, Lagerung, Ablenkung, Anbieten von Essen und Trinken). Falls dies auch nicht zu einer Besserung führt, wird geklärt, ob Schmerz eine mögliche Ursache des Verhaltens sein könnte. Auch hier wird versucht spezifisch zur reagieren, das heißt im Fall von Schmerzen beispielsweise mit einem Schmerzmedikament, und geschaut, ob das auffällige Verhalten verschwindet. Schließlich, wenn alle bisherigen Maßnahmen erfolglos waren, kommen unspezifische Neuroleptika zum Einsatz.

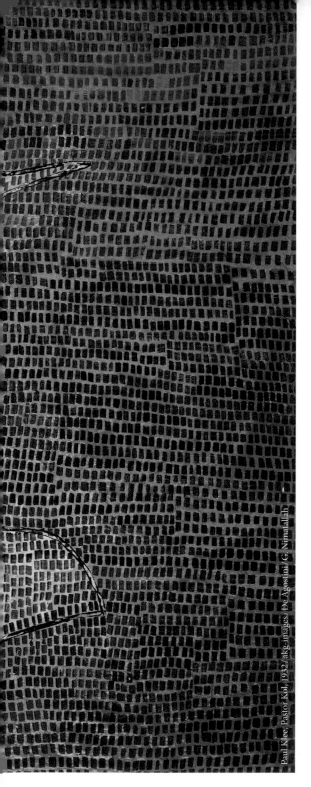

Paul Klee: Pastor Kol, 1932/akg-images/De Agostini/G. Nimatallah

liegen. Durch diese schrittweise klärende Herangehensweise kann selbst bei deutlich eingeschränkten demenziell erkrankten Menschen in vielen Fällen noch eine Ursachenklärung erfolgen und spezifisch reagiert werden.

Geeignete Schmerzerkennungsinstrumente sind die Verbale Rating Skala (VRS) mit der Unterteilung »kein – leichter – mittlerer – schwerer Schmerz« oder bei den nicht mehr verbal kommunikativen Patienten eine Beobachtungsskala wie etwa die BESD-Skala (Beurteilung von Schmerz bei Demenz). Hierbei handelt es sich um ein Beobachtungsinstrument, das die Mimik, Lautäußerungen und Körperhaltung berücksichtigt. Alle auf Schmerz deutenden Symptome sollten beachtet werden.

Sowohl Patient*in als auch Angehörige und professionelle Pflegende profitieren von den eingesetzten Maßnahmen, indem im besten Fall ein auffälliges Verhalten geringer wird oder sogar vollständig verschwindet. Die Lebensqualität Betroffener und ihrer Angehörigen kann so deutlich verbessert werden.

PD Dr. **Albert Lukas,** Facharzt für Innere Medizin, Neurologie, Geriatrie, Palliative Medizin, ist Chefarzt im St. Martinus Krankenhaus, Zentrum für Altersmedizin, Düsseldorf. Er ist Mitglied der Deutschen Geriatrischen Gesellschaft (DGG) und der Deutschen Schmerzgesellschaft (DGSS) sowie im Vorstand des Wissenschaftsforum Geriatrie e. V. (WfG e. V.) zur Förderung der akademischen Geriatrie in Deutschland.

Kontakt: a.lukas@martinus-duesseldorf.de

Dieses schrittweise Vorgehen, ursprünglich entwickelt für die Arbeit im Pflegeheim, wurde nun auch erstmals in einem Akutkrankenhaus erfolgreich eingesetzt (Lukas et al. 2022). Grundsätzlich ist auch eine Übertragung auf zu Hause lebende demenzkranke Menschen denkbar. Ein besonderer Fokus sollte hierbei – wie beschrieben – auf bis dahin nicht erkannten Schmerz

Literatur

Algase, D. L.; Beck, C.; Kolanowski, A.; Whall, A.; Berent, S.; Richards, K.; et al. (1996). Need-driven dementia-compromised behavior: An alternative view of disruptive behavior. In: American Journal of Alzheimer's Disease, 11, 6, S. 10–19. DOI: 10.1177/153331759601100603.

Lukas, A.; Bienas, M.; Mayer, B.; Radbruch, L.; Gnass, I. (2022). Responsive behaviors and pain management in hospital dementia care: A before and after comparison of the »Serial Trial Intervention«. In: Frontiers in Pain Research (Lausanne), 3, 810804. DOI: 10.3389/fpain.2022.810804.

Musik erreicht den ganzen Menschen
Musiktherapie bei Demenzen

Jan Sonntag

Nicht das Gehirn hört Musik, sondern der Mensch. Von dieser Aussage her möchte ich meinen Beitrag zur Bedeutung von Musik in der Begleitung von Menschen mit Demenz entwickeln. Dabei geht es um Musik im Allgemeinen und um Musiktherapie im Besonderen. Und darum, wie die Verwendung von Musik im Allgemeinen von den besonderen Verfahrensweisen und Haltungen der Musiktherapie profitieren kann.

Holistisches Musikverständnis

Musik im Rahmen der Begleitung von Menschen mit Demenz kann als ganzheitliche Aktivität aufgefasst werden, die sich im atmosphärischen Beziehungsraum entfaltet.

Ganzheitlich in dem Sinne, dass der Mensch in seinem gesamten bio-psycho-sozialen Dasein involviert ist: Musik weckt Erinnerungen, regt zum Tanzen an, beeinflusst unsere Stimmungen und unterstützt das Miteinander.

Aktivität in dem das Hören von Musik einschließenden Sinne: das Hören und Lauschen als innere Aktivität, die uns »von der Wiege bis zur Bahre« Orientierung in der Welt, das Gefühl der Zugehörigkeit und die Grundlage zwischenmenschlicher Verständigung und transpersonaler Erfahrungen bietet.

Atmosphärisch in dem Sinne eines sinnlich-affektiv wirksamen, umhüllenden und durchdringenden Wesenszuges von Musik, dem alles Klingende das Potenzial verdankt, uns tief berühren

Mit Blick auf Demenz besonders interessant ist die hervorragende Erinnerbarkeit von Musik. Musik gilt als resistent gegen viele Formen des Vergessens, wird gut erinnert und weckt ihrerseits Erinnerungen.

sowie den Bezug zu uns selbst und unserer Mitwelt unterstützen zu können.

Beziehungsraum in dem Sinne, dass es in der Begleitung von Menschen mit Demenz vor allem darum geht, der Isolation zu begegnen, zwischenmenschliche Resonanz und Gemeinschaft zu spüren. Musik kommt hier nicht als Quasi-Medikament zum Einsatz, sondern zeigt sich als Beziehungskunst, die wechselseitige Berührung und Verwandlung ermöglicht.

Musiktherapie

Neben anderen musikbasierten Angeboten an Menschen mit Demenz wie Musikgeragogik und musikalisch-künstlerische Aktivitäten hat sich seit den 1980er Jahren die Musiktherapie mit spezifischen Konzepten etablieren können (Muthesius et al. 2019). Musiktherapie bündelt eine Vielzahl von Interventions- und Behandlungskonzepten, bei denen Musik – neben Gesprächen und anderem – eine zentrale Rolle spielt. Je nach Konzeption, Klientel und Menschenbild ist der Musikbegriff so unterschiedlich wie das Vorgehen und die Zielsetzungen. Im Unterschied zu anderen Verwendungsformen von Musik findet Musiktherapie immer im Rahmen einer therapeutischen Beziehung statt, wobei auch Aspekte des Sozialen und der Teilhabe am Leben in Gemeinschaft sowie am kulturellen Leben einbezogen werden.

Nicht ohne Grund ist die Begleitung von Menschen mit Demenz das bei Weitem größte Anwendungsfeld der Musiktherapie mit alten Men-

Leidfaden, Heft 1 / 2023, S. 66–69, ISSN 2192-1202, © 2023 Vandenhoeck & Ruprecht

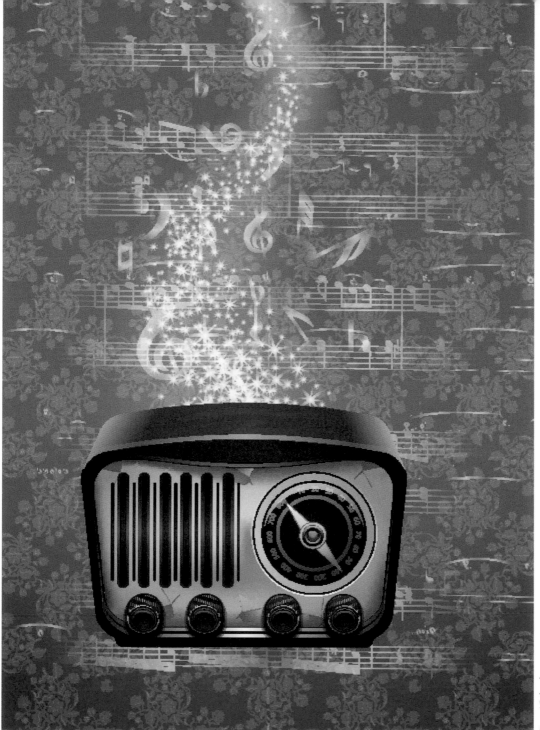

schen. Der Neurologe Oliver Sacks behauptet, für Menschen mit Demenz sei »Musik kein Luxus, sondern eine Notwendigkeit und besitzt die einzigartige Macht, ihr Selbst für sie und für andere wiederherzustellen – zumindest eine Zeitlang« (Sacks 2008, S. 377). Gleichwohl therapeutische Verfahren indikationsgeleitet und dem gegenwärtigen Gesundheitswesen entsprechend eher von einer Defizitzuschreibung (Diagnose) her eingesetzt werden, haben wir in der Demenzmusik-

therapie auch Ansätze etablieren können, die die Betroffenen in ihren alltäglichen Lebenssituationen ressourcenorientiert begleiten (Sonntag 2016; Wormit et al. 2020).

Musik wirkt

»Musik zeigt vielfältige gesundheitsfördernde bzw. therapeutische Wirkungen. Sie kann altersbedingten körperlichen und geistigen Veränderungen vorbeugen und Begleitsymptome von Demenz, wie z. B. Apathie oder Agitiertheit, mildern. Musik stiftet und stärkt Gemeinschaft zwischen Menschen mit und ohne Demenz. Sie ermöglicht ihnen soziale und kulturelle Teilhabe. Eine inklusive Gesellschaft, die sich der Einlösung des Menschenrechts auf kulturelle Teilhabe gemäß Art. 27 der Allgemeinen Erklärung der Menschenrechte auch für ihre von Demenz betroffenen Mitbürgerinnen und Mitbürger verpflichtet weiß, muss für Strukturen und Angebote Sorge tragen, die dem gerecht werden« (Bundesinitiative Musik und Demenz). Häufig sind therapeutische Kompetenzen erforderlich, damit Menschen mit Demenz von Musik profitieren können, da das Angebot auf die besonderen Daseinsbedingungen der Demenz abgestimmt sein muss und die gekonnte und reflektierte Verschmelzung musikalischer Interaktionsformen in die Beziehungsgestaltung Voraussetzung für ihre Wirksamkeit ist.

Warum wirkt Musik?

Warum Musik sich positiv auswirken kann, ist eine vieldiskutierte und in diversen wissenschaftlichen Disziplinen untersuchte Frage. Durch einfaches Beobachten können wir erkennen: Musik emotionalisiert – nicht nur Menschen mit Demenz, sondern uns alle. Menschen mit Demenz erhalten sich emotionalen Fähigkeiten, auch wenn kognitive, intellektuelle Fähigkeiten schon lange verschwunden sind. Also knüpft Musik genau dort an, wo Demenzbetroffene noch Ressourcen haben.

Aus der Entwicklungspsychologie wissen wir zudem, dass musikalische Dimensionen sehr früh, noch lange vor dem »denken können« gelernt werden: zum Beispiel der Rhythmus schon im Mutterleib durch den Herzschlag, den Kreislauf und das Atmen der Mutter oder die Mutterstimme, die spätestens nach der Geburt für das Kind singt und summt.

Eine andere Eigenschaft von Musikstücken ist die verlässliche Wiedererkennbarkeit. Wenn eine Melodie einmal begonnen hat, dann weiß man schon im Voraus, wie sie zu Ende geht. Das ist bei Sprache nicht so einfach. Um einen gesprochenen Satz zu verstehen, muss man sich sehr viel mehr konzentrieren.

Mit Blick auf Demenz besonders interessant ist die hervorragende Erinnerbarkeit von Musik. Musik gilt als resistent gegen viele Formen des Vergessens, wird gut erinnert und weckt ihrerseits Erinnerungen. Häufig gehörte oder gespielte Melodien sind tief in unser Leibgedächtnis eingeschrieben. Menschen mit Demenz können sie zwar häufig nicht mehr bewusst abrufen, reagieren zum Beispiel ratlos auf die Frage nach ihrem Lieblingslied. Im Handlungsvollzug jedoch, also indem eine Melodie entweder spontan auftaucht oder von der Begleitperson angestimmt wird, zeigen sich viele Menschen mit Demenz sowohl textsicher im Singen als auch erstaunlich kompetent an ihrem Instrument, ja können sogar, weil es eben leibbezogenes Lernen ist, noch Neues dazulernen.

Musikalische Biografie

Musik, ihre Wirkungen und ihre Bedeutungen sind kulturell und individuell sehr spezifisch. Was des einen Hymne, ist des anderen Lärm. Der Heranwachsende kann von den Opernklängen aus dem elterlichen Wohnzimmer genauso genervt sein wie seine Altvorderen vom Punkrock seiner Lieblingsband. Der hohe Grad an Subjektivität in der Bewertung von Musik geht einher mit einem ebenso hohen Grad an Situativität. Was ich morgens höre, um mich in Schwung zu bringen, taugt vielleicht nicht ebenso gut abends zur Entspannung. Einen Hit, den ich Wochen lang in Dauerschleife höre, habe ich mir vielleicht irgendwann »übergehört«, bin seiner überdrüssig. In der Begleitung von Menschen mit Demenz ist es ebenso wichtig, die Wirkung der Musik in der gegebenen Situation wahrzunehmen, wie auf die spezifischen Vorlieben, Vorerfahrungen und Abneigungen der Person einzugehen. Wertvoll ist es, Kenntnisse über die Musikerfahrungen im Lebenslauf der Person zu gewinnen: Welche Musiken haben den Menschen in den unterschiedlichen Lebensphasen (Kindheit, Jugend, Erwachsenenalter) geprägt? Gibt es Schlüssellieder, also Lieder mit besonderer und besonders hoher Bedeutung? Wurde getanzt? Hat die Person ein Instrument gespielt? Wurden Erfahrungen mit Musik in Bezug auf Religion und Spiritualität gemacht?

Stille

Ein zentraler Bestandteil von Musik ist die Stille: Musik kommt gewissermaßen aus der Stille und sinkt wieder in die Stille zurück. Die Stille als das absolut Andere ist auch während der Musik (als Pause, als Hintergrund) präsent, und wir könnten sogar meinen, dass die klingende Welt nicht die Stille tilgt, sondern vielmehr erfahrbar macht. Das gemeinsame Stillwerden nach einer Musik und das Innehalten im Gefühl der Verbundenheit sind besonderes Merkmal der Begegnung mit Menschen mit Demenz, das Raum und Zeit braucht, um sich entfalten zu können.

Prof. Dr. **Jan Sonntag** ist Professor für Musiktherapie an der MSH Medical School Hamburg. Seit 1999 konzentriert sich seine Arbeit als Therapeut, Forscher, Berater, Dozent und Autor schwerpunktmäßig auf den Bereich Demenz. Er entwickelte das Atmosphärenkonzept in der Musiktherapie.

Kontakt: jan.Sonntag@medicalschool-hamburg.de

Literatur

Bundesinitiative Musik und Demenz: www.musik-und-demenz.de.
Muthesius, D.; Sonntag, J.; Warme, B.; Falk, M. (2019). Musik – Demenz – Begegnung. Musiktherapie für Menschen mit Demenz. 2., vollst. überarb. Auflage. Frankfurt a. M.
Sacks, O. (2008). Der einarmige Pianist. Über Musik und das Gehirn. Reinbek.
Sonntag, J. (2016). Demenz und Atmosphäre. Musiktherapie als ästhetische Arbeit. 2. Auflage. Frankfurt a. M.
Wormit, A. F.; Hillecke, T. K.; Moreau, D.; Diener, C. (2020). Musiktherapie in der geriatrischen Pflege. Ein Praxisleitfaden. München: Reinhardt.

Sehr witzig

Patient: »Herr Doktor, ich verliere langsam das Gedächtnis!«
Doktor: »Seit wann?«
Patient: »Seit wann was?«

Wer fragt, der erwartet eine vernünftige Antwort. Dazu sind Menschen mit Demenz aber immer seltener in der Lage. Sie wissen, dass sie auf eine Frage antworten müssen, aber sie verstehen den Sinn der Frage nicht und geben eine Antwort, die manchmal passt oder auch nicht passt. Oder sie stellen wie in dem Witz eine Gegenfrage, in der sie ein Wort aus der Frage wiederholen.

Man bietet einem Herrn Salat an und fragt: »Möchten Sie Salat zum Essen?«
Er fragt: »Welcher Salat?«

Der Herr bringt die Frage mit dem gezeigten Salat nicht in Einklang. Oder er greift das Wort »Essen« auf und sagt: »Ich esse gerne.«

Beide Antworten irritieren den Fragesteller. Besser ist es, auf Fragen zu verzichten, die das Erkennen eines komplexen oder abstrakten Sinnzusammenhangs erfordern. Menschen mit Demenz denken gern konkret.

Frau Schmitz ruft nach der Tochter. Die Tochter erscheint und fragt: »Hast du mich gerufen?«
Die Dame antwortet: »Ich soll dich gerufen haben?«

Frau Schmitz kann ihr Rufen mit dem Erscheinen der Tochter nicht in eine zeitliche und logische Abfolge bringen. Die Tochter ist da. Warum soll sie also nach ihr rufen? Es wäre sehr unfreundlich, wenn die Tochter die Mutter an deren Rufen erinnerte: »Du musst doch wissen, dass du mich gerufen hast.« Die Mutter weiß es nicht und stünde vor der Wahl, verlegen zu schweigen oder die Tochter zu beschuldigen: »Du hast gerufen!«
Geradezu fatal wäre es, wenn die Tochter die Antwort der Mutter wörtlich nimmt und sagt: »Wenn du mich nicht gerufen hast, kann ich ja wieder gehen.«

Fazit: Der Verzicht auf Fragen erspart Peinlichkeiten und Ärger.   Erich Schützendorf

Pflanze unmögliche Gärten

Erfahrungen aus dem Theater mit Menschen mit Demenz

Barbara Wachendorff

Joseph Beuys hat vor vielen Jahren ein Gedicht geschrieben, von dem die meisten Menschen nur die Überschrift kennen: »Jeder Mensch ist ein Künstler«. Die Überschriften der kleinen Kapitel, die ich gebildet habe, entstammen diesem Gedicht.

Lade jemand Gefährlichen zum Tee ein

Das Schlosstheater Moers hatte 2004 eine große Kampagne zum Thema »Demenz« geplant und durchgeführt, mit insgesamt neunzig Veranstaltungen, vier szenischen Produktionen, Lesungen mit basaler Stimulation, Filmabenden, Diskussionen. Meine erste Produktion mit Menschen mit Demenz, die später »Ich muss gucken, ob ich da bin« hieß, war eine dieser vier theatralen Bearbeitungen. Bis dato hatte lediglich eine Theatergruppe in Japan den Versuch gewagt, Menschen mit Demenz als Protagonist:innen auf die Bühne zu holen. Also völlig fremdes Terrain. Das war reizvoll, aber auch risikobehaftet.

Lass dich fallen

Ich begann mit zwei Wochen Hospitanz auf einer Station für demenziell veränderte Menschen. Eine eigene Welt, die mir sehr fremd schien. Ich lernte Validation. Ich verordnete dem künstlerischen Team, sich mit Validation zu beschäftigen.

Mein nächster Schritt war ein »Casting«. In der Region Duisburg und Moers sprachen wir alle Akteure an, die mit dem Thema zu tun hatten, stellten das Projekt vor und baten um die Empfehlung von Menschen mit Demenz, die sich extrovertiert und vertrauensvoll zeigten. Etwa fünfzig Namen wurden uns übermittelt und wir besuchten jeden dieser Menschen zu Hause oder in Einrichtungen, sprachen, saßen, sangen mit ihnen.

Höre alten Leuten zu

Nach zwei Wochen dieser Besuche hatte ich eine Art Zusammenbruch. Ich hatte interessante und liebenswerte Menschen getroffen, auch einige, die bereit waren, ein Theaterabenteuer zu erleben. Umso unerträglicher schien mir häufig die Lebenssituation, in der sie fast alle steckten. Ich war geschockt. Plötzlich wusste ich: Dieses Projekt wird wichtig sein, um ein Tabu zu überwinden, um der Öffentlichkeit möglichst eine ganz andere Seite von Menschen mit Demenz zu zeigen. Das Problem, schien mir, war nicht ihre Veränderung, sondern die engen Normen, in denen

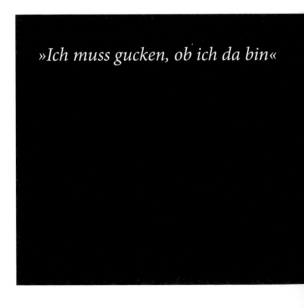

»*Ich muss gucken, ob ich da bin*«

wir selbstverständlich leben und die wir, manchmal sogar regelrecht gewaltvoll, versuchen, unter allen Umständen aufrechtzuerhalten, auch gegenüber Menschen, die diese nicht mehr einhalten können. Absurd.

Erich Schützendorf, Autor vieler spannender Sachbücher und Mitherausgeber dieses Leidfaden-Hefts, der unsere Kampagne in Moers begleitete, hat den Satz geprägt: »In Ruhe verrückt werden dürfen«. Dazu konnte das Theater vielleicht ein passender Ort sein? Ich hatte meine Protagonisten gefunden und wusste, dass die Theaterwelt nach anderen Regeln funktioniert, die den Menschen mit Demenz vielleicht entgegenkommen könnte.

Werde ein Freund von Freiheit und Unsicherheit

Theaterarbeit besteht praktisch aus Erinnerung. Alles, was ich bis dahin über szenische Vorgänge wusste, würde hier in der Zusammenarbeit mit den speziellen Darsteller:innen nicht möglich sein. Wie sollten denn Menschen, die sehr wenig Kurzzeitgedächtnis haben, auf der Bühne Szenen wiederholen, die wir entwickelt hatten? Auswendiglernen, Auftritte wiederholen, Hand-

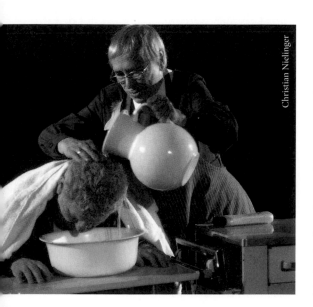

Christian Nielinger

lungen, Interaktionen erinnern und daran arbeiten – alles undenkbar. Ich hatte ja den Auftrag, ein »Produkt« herzustellen. Wie sollte das gehen?

Verweigere, »verantwortlich zu sein« – tue es aus Liebe

Was also tun? Wir entspannten uns. Wir vertrauten darauf, dass wir einen Weg finden würden. Wenn die sieben Protagonist:innen und die drei professionellen Schauspieler:innen auf die Probe kamen, versuchten wir, uns kennenzulernen. Wir sangen. Wir improvisierten auf der Bühne. Dazu verwendeten wir Materialien, zum Beispiel Schuhe, Kleidung, Gegenstände, die klare Zeichen setzen, ein Telefon, ein Handwerkskasten, ein Brief. Vor allem aber lachten wir miteinander. Es war wundervoll. Die Menschen, die plötzlich im hohen Alter zum ersten Mal auf der Bühne standen, hatten nicht nur großen Spaß an ihrer neuen Arbeit, nein, das Erstaunliche war, dass sie verstanden, dass sie spielten. Sie konnten sehr verwirrt sein, uns, den Ort, die Situation nicht wiedererkennen, was aber immer wahrgenommen wurde, war der Unterschied zwischen realem Leben und dem Spiel auf der Bühne. Ein immerhin recht komplexer kognitiver Vorgang. Dies hat mich überrascht. Ich recherchierte. Tatsächlich entdecken Kinder sehr jung die Verabredung zum szenischen Spiel, ab etwa eineinhalb Jahren.

Hans Georg Nehen, Leiter der Memory-Clinic in Essen, erklärte uns das so: Die Gedächtnisleistung funktioniert ähnlich wie bei einer Büroablage. Das, was zuletzt oben drauf kommt, wird als Erstes vergessen. Auf diese Weise kann man davon ausgehen, dass Spielverabredungen noch lange möglich sind. Das konnten wir miterleben.

Glaube an Zauberei

Wir fanden einen Weg. Eine Methode, die auch bei den anderen beiden Projekten, eines in Köln und eines in Frechen, sehr hilfreich war und zum Erfolg führte.

Zunächst baute ich eine »sichere« Erzählstruktur auf aus kurzen Szenen, die immer funktionieren würden. Diese Säulen wurden von den drei professionellen Darsteller:innen getragen. Die Szenen dazwischen konnten stattfinden oder auch nicht, davon wurde die Grundstruktur nicht beeinträchtigt. Im nächsten Schritt versuchten wir durch Biografiearbeit, die früheren Lebenssituationen der Menschen kennenzulernen. Dazu ein Beispiel:

Über Frau Pia hatten wir vom sozialen Dienst des Heimes erfahren, dass sie in einem Kindergarten für behinderte Kinder gearbeitet hatte. Wir boten also Puppen, Teddybären, Bälle, Luftballons, Kindermusikinstrumente zur Improvisation an. Mit leicht schief gezogenem Mund betrachtete sie diese Gegenstände, und die Spielhandlungen zwischen ihr und dem Schauspieler Roland Silbernagl zogen sich wie Gummi. Was wir nicht wussten: Die Information war falsch. Frau Pia war viele Jahre sehr erfolgreich Fachverkäuferin in einem Bekleidungsgeschäft gewesen. Kein Wunder, dass wir mit den angebotenen Requisiten nicht weiterkamen! Wir besorgten Herrenanzüge aus dem Fundus und hängten sie auf den Kleiderständer der Probe. Nun überraschte uns Frau Pia mit der Darstellung einer eloquenten, eleganten Verkäuferin, die mit ihrem Kunden flirtet. Erleichtert atmeten wir auf.

Wir lernten die Menschen also kennen und konnten uns auf ihre Lebenswelten beziehen. Die professionellen Schauspieler:innen boten Spielimpulse an, die diese Erfahrungen anspielten. So konnten wir Szenen entwickeln, die wir auch in 26 erfolgreichen Vorstellungen über einen Zeitraum von 14 Monaten immer wieder abrufen konnten.

Spiele mit allem

Unsere Vorstellungen am Schlosstheater Moers lösten bei Zuschauern Begeisterungsstürme aus.

Der Redebedarf war groß, nach jeder Vorstellung luden wir zu einem Gespräch ein, an dem auch alle Darsteller:innen teilnahmen. Es war uns gelungen, ein anderes Bild von Menschen mit Demenz zu zeigen. Sie waren in der Lage, eineinhalb Stunden Szenen zu spielen, Musik zu machen, zu tanzen, über ihre Situation zu berichten, das Publikum zu unterhalten. Charmant, schlagfertig, selbstbewusst, souverän.

Öffne dich, tauche ein, sei frei

Deshalb meine Bitte: Spielt!

Eine Theatergruppe in jeder Einrichtung wäre ein wunderbares Angebot für (viele) Menschen mit Demenz. Aber auch zu Hause im Alltag kann man spielen. Vielleicht ist eine Möglichkeit, Menschen in Ruhe verrückt werden zu lassen, in dem man mit ihnen nach den Spielregeln des Theaters kommuniziert. Im Theater gilt: Die Behauptung eines/einer Spieler:in ist eine Setzung, der die/der Dialogpartner:in nicht widersprechen darf. Sonst implodiert die Kommunikation. Und: je verrückter, desto besser!

Wir jedenfalls haben in den Projekten gelernt, die Andersartigkeit als Angebot zu verstehen, das man aufnimmt und verwandelt. Auf diese Weise könnten auch Pflegende und Angehörige zu Künstler:innen werden, zusammen mit den ihnen Anvertrauten.

Mache kleine Zeichen, die »ja« sagen, und verteile sie überall in deinem Haus.

Barbara Wachendorff, Diplom-Schauspielerin, Regisseurin, inszeniert seit 1997 performative, dokumentarische, biografische Projekte mit Jugendlichen, alten Menschen, Analphabet:innen, Wohnungslosen, Migrant:innen, Menschen mit psychischer Erkrankung, Demenz oder besonderer Begabung. Dabei ist ihr wichtig, die Auseinandersetzung des Einzelnen mit den gesellschaftlichen Realitäten kontrovers zu diskutieren und zu spiegeln. Im Vordergrund bleibt aber die sinnliche und künstlerische Verarbeitung der Themen durch die beteiligten Menschen.

Kontakt: barbara.wachendorff@gmx.de

Menschen mit Demenz durch Märchenerzählen beruhigen und aktivieren

Ingrid Kollak

»Eine Bewohnerin, die sonst immer sehr nervös ist und Unruhe in die Runde bringt, hat sich dieses Mal viel beteiligt und mitgesprochen oder geraten, wie es wohl weiter geht.« Diese Rückmeldung im Rahmen einer Evaluation von Märchentagen in thüringischen Altenpflegeeinrichtungen ist sehr erfreulich. Noch erfreulicher ist, dass es mittlerweile mehr belastbare Daten zu Wirkungen des Märchenerzählens auf Menschen mit Demenz gibt und dazu, wie ein erfolgreiches Märchenerzählen am besten gelingt. Um diese beiden Themen geht es in diesem Artikel.

Das Märchenerzählen wird als eine personenbezogene, psychosoziale Intervention verstanden und als wichtiger Bestandteil der Betreuung von Menschen mit Demenz bewertet (Deutsche Gesellschaft für Psychiatrie 2010). Damit steht das Märchenerzählen auf gleicher Stufe mit Psychoedukation, sozialem Kompetenztraining, künstlerischen sowie Sport- und Bewegungstherapien. Über die Vielfalt personenbezogener psychosozialer Interventionen informiert das Buch »Menschen mit Demenz durch Kunst und Kreativität aktivieren« (Kollak 2016) und zeigt anschauliche Beispiele aus Musik, Malerei, Theater, Tanz und Bewegung und vieles mehr.

Die Märchen+Demenz+Studie

Die Wirkungen kreativer Arbeit mit Menschen mit Demenz wurden oft beobachtet und beschrieben. Allerdings fehlen noch umfassende wissenschaftliche Untersuchungen im deutschsprachigen Raum. Darum wurde die Märchen+Demenz+Studie (2013 bis 2015) initiiert und vom Familienministerium und Trägern geför-

dert. Das qualitative und explorative Vorgehen der Studie mit mehrperspektivischen und partizipativen Methoden war gut geeignet, das bislang nicht systematisch und nachvollziehbar untersuchte Märchenerzählen genauer zu untersuchen. Dabei fiel ein besonderes Augenmerk auf Menschen mit Demenz, die beispielsweise ziellos herumwanderten, sich zurückzogen oder apathisch zeigten oder Geräusche machten, schrien oder riefen. Die Studie verstand diese Verhaltensäußerungen als Versuche der Betroffenen, ihren unerfüllten Bedürfnissen Ausdruck zu verleihen und mit anderen in Kommunikation zu kommen.

Durch Filmaufzeichnungen der Auditorien und der Erzählerinnen konnte die Märchen+ Demenz+Studie Daten gewinnen, die in Videointeraktionsanalysen ausgewertet wurden. Die Studie war Teil des Projekts »Es war einmal … Märchen und Demenz«, das über zwei Jahre in sechs Einrichtungen in Berlin, Brandenburg, Hessen und Schleswig-Holstein Märchenstunden anbot. Pro Standort wurden an je drei Doppelterminen insgesamt 24 Märchenveranstaltungen aufgezeichnet. Damit die Interaktion der Gruppenmitglieder untereinander sowie zwischen den Gruppe und den Erzählerinnen erfasst werden konnte, wurden jeweils zwei fest installierte Kameras eingesetzt, die Bilder der Zuhörenden und der Erzählerin aufzeichneten. Die Aufnahmen begannen vor der Erzählzeit und reichten über sie hinaus, um auch die unmittelbaren Voraussetzungen sowie Rückmeldungen der Teilnehmenden zu erfassen.

Die Videointeraktionsanalyse

In Gruppensitzungen des multiprofessionellen Studienteams sowie mit örtlichen und überörtlichen Fachpersonen aus Pflege und Wissenschaft als Gästen wurden die Filmaufzeichnungen ausgewertet. Als Methode der Auswertung wurde die Videointeraktionsanalyse gewählt, eingeübt und immer wieder angewandt. Sie umfasste folgende Schritte und Inhalte:

1. Eröffnung und Vereinbarungen (Protokoll, Verschwiegenheit, Dauer etc.)
2. Analyse des Erstbilds
3. Analyse von Standbildern im 5-Minuten-Takt
4. Schneller Durchlauf des gesamten Films
5. Sequenzielle Analysen
6. Wiederholung und erneute Ansicht der ausgewählten Sequenzen
7. Gegenüberstellung der Erst- und Schlussaufnahme
8. Abschluss (Rückmeldungen zum Protokoll, folgende Sitzungen etc.) (Kollak 2021, S. 76).

Vorab wurden mit einer Schnittsoftware die beiden parallel aufgenommenen Videos von der Zuhörerschaft und den Erzählerinnen ineinander montiert. Dabei wurden die Aufnahmen der Märchenerzählerinnen als kleine Fenster über die Gruppe der Zuhörenden gesetzt. Diese Montage hatte den Vorteil, mehr von den Gesichtern, Gesten und Bewegungen der Gruppenmitglieder zu erfassen und gleichzeitig die Erzählerinnen im Blick zu haben. Eine detaillierte Darstellung des methodischen Vorgehens gebe ich in dem Buch »Qualitative Pflegeforschung. Eigensinn, Morphologie und Gegenstandsangemessenheit« (Nover und Panke-Kochinke 2021).

Die Analyse der Videos zeigte große Unterschiede in Mimik, Gestik und Bewegung zwischen den Startbildern und den Schlussaufnahmen. In den genauen Analysen von Standbildern im 5-Minuten-Takt wurden Aktionen und Reaktionen der Zuschauenden deutlich. Es war nachweisbar, dass viele der Zuschauenden starken Bezug nahmen auf die Inhalte und den Vortrag der

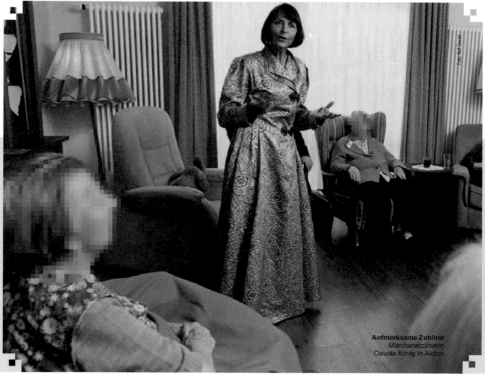

Aufmerksame Zuhörer
Märchenerzählerin
Claudia König in Aktion

Foto: Rolf Oesser / Die Schwester Der Pfleger, Jg. 0, 3, S. 16

Märchen und selbst aktiv wurden. Während der Märchenstunden wurde kein aggressives Verhalten beobachtet, agitierte Menschen mit Demenz beruhigten sich im Verlauf der Märchenstunde. Die Mehrheit der aufgezeichneten Personen, die sich im Alltag eher apathisch, passiv oder zurückgezogen verhielt, konnte aktiviert werden (Kollak, Luderer und Dierking 2017).

Bedingungen eines gelingenden Märchenerzählens

Durch die Auswertungen der Märchen+Demenz+Studie ließen sich auch Aussagen über förderliche Bedingungen des Märchenerzählens machen. Darum geht es im folgenden Teil.

Märchenauswahl

Für die Märchenstunden wurden bekannte Märchen aus der Sammlung der Brüder Grimm wie »Aschenputtel«, »Die Bremer Stadtmusikanten«, »Dornröschen«, »Hans im Glück«, »Frau Holle« und »Schneewittchen« ausgewählt. Mit dieser Auswahl sollte an Vorerfahrungen der Zuhörenden angeknüpft und ein Wiedererkennen ermöglicht werden. Kurze Geschichten und Gedichte wurden als Zugabe – und teilweise in Mundart – vorgetragen.

Viele der Zuschauenden nahmen starken Bezug auf die Inhalte und den Vortrag der Märchen und wurden selbst aktiv. Während der Märchenstunden wurde kein aggressives Verhalten beobachtet, agitierte Menschen mit Demenz beruhigten sich im Verlauf der Märchenstunde.

Veranstaltungszeiten und Dauer

Es wurden feste Zeiten des Märchenerzählens vereinbart. Ein pünktlicher Beginn wurde ebenfalls festgelegt, damit die Veranstaltung ungestört verlaufen konnte und nicht durch verspätete Gäste unterbrochen wurde. Die Vortragszeit wurde auf gute 30 Minuten geplant plus der Zugaben.

Die Märchenerzählerinnen

Alle während der Studie eingesetzten Märchenerzählerinnen konnten die Märchen frei erzählen. Sie waren ausgebildete Schauspielerinnen, Sprachtrainerinnen, Erzählerinnen, die zusätzlich über die Symptome von Demenz informiert und im Umgang mit Betroffenen geschult waren. Sie achteten darauf, während des Vortrags Augenkontakt zu den Zuhörenden aufzunehmen, auf mögliche Reaktionen aus der Zuhörerschaft einzugehen und das Befinden der Gruppe fortlaufend zu beobachten.

Märchenerzählung mit Betonung der Erzählstrukturen

»Es war einmal …« oder »und wenn sie nicht gestorben sind, dann leben sie noch heute« sind bekannte Sprachwendungen. Doch es gibt weitere, die den Erzählfluss strukturieren, wie zum Beispiel das »Spieglein, Spieglein an der Wand« (Schneewittchen) oder Wiederholungen von Geschehnissen, wie zum Beispiel die gleiche Aufgabe an die »Goldmarie« und die »Pechmarie« (Frau Holle) oder der sich wiederholende Tausch von Eigentum (Hans im Glück). Diese inneren Strukturen wurden von den Märchenerzählerinnen durch Betonung, Erzählpausen sowie Mimik und Gestik hervorgehoben, um das Verständnis der Geschichte zu unterstützen und die Aufmerksamkeit aufrechtzuerhalten.

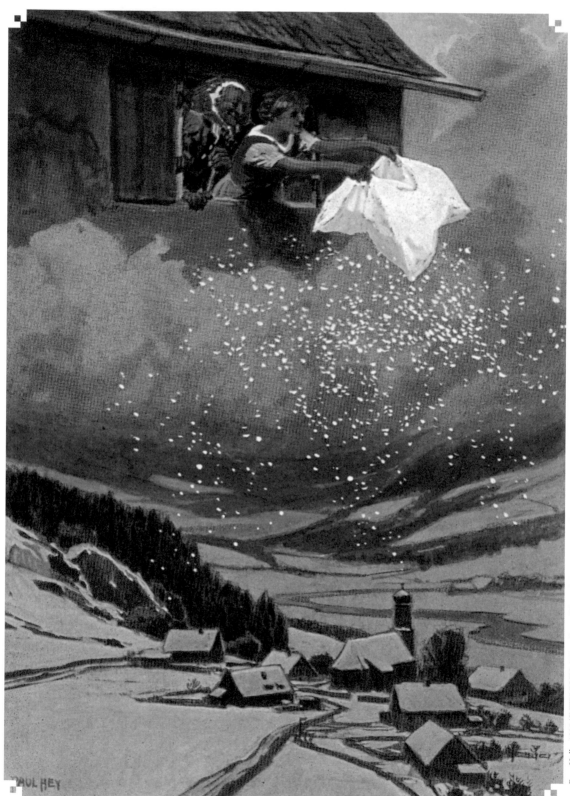

PAUL HEY

Beginn und Ende der Märchenstunden

Sobald alle Zuhörerinnen und Zuhörer versammelt waren, begrüßten die Märchenerzählerinnen alle Anwesenden persönlich mit Namen und mit Händedruck und fragten nach, ob sie sich auf die Märchenstunde freuten. Eine solche persönliche Begrüßung versicherte den Zuhörenden ihre Erwünschtheit und ließ erkennen, ob alle freiwillig anwesend waren. Nach der Begrüßung nahm die Erzählerin einen zentralen Punkt im Kreis der Zuhörerschaft ein und machte den Beginn des Vortrags mit »Es war einmal« deutlich. Das Ende eines Märchenvortrags wurde ebenso durch das bekannte »… und wenn sie nicht gestorben sind, dann leben sie noch heute« markiert. Die Märchenerzählerinnen verabschiedeten sich persönlich von den Teilnehmerinnen und Teilnehmern und fragten, ob die Märchenstunde gefallen hat und ob sie wiederkommen möchten. Dabei nahmen sie erneut – etwa durch einen Händedruck, ein Händehalten – Körperkontakt auf.

Virtuelles Märchenerzählen während des Lockdowns

Gruppentreffen, Händeschütteln und Körperkontakt mussten in der Zeit des Lockdowns entfallen, aber das Märchenerzählen nicht. Sicher sind Märchenerzählungen vor Ort am besten. Aber es gab auch Vorteile des virtuellen Märchenerzählens. Die Vorträge konnten mehrfach und zu ganz unterschiedlichen Zeiten stattfinden. Außerdem konnten bettlägerige Personen die Märchenstunden in ihren Zimmern verfolgen. Unterhaltung und Ablenkung zu Zeiten der Lockdowns waren dringend notwendig, und das virtuelle Märchenerzählen wurde sehr gut angenommen und positiv bewertet.

Fazit

Die durch die Märchen+Demenz+Studie ermittelten Ergebnisse zeigten, dass die Zuhörenden aktiver wurden und speziell Agitation, Angst und Apathie signifikant während des Märchenerzählens abnahmen (Kollak, Luderer und Dierking 2017). Die von einem Heidelberger Studienteam ermittelten Dimensionen von Lebensqualität »räumliche Umwelt, soziale Umwelt, Betreuungsqualität, Verhaltenskompetenz, medizinisch-funktionaler Status, kognitiver Status, Psychopathologie und Verhaltensauffälligkeiten sowie subjektives Erleben und emotionale Befindlichkeit« (Becker et al. 2005, S. 1) wurden beim Märchenerzählen beachtet und gefördert durch den Zugang (Ein- und Ausschlusskriterien), die Gestaltung der Gruppen, des Umfelds, durch die ausgewählten Erzählungen, den Vortrag der Märchenerzählerinnen sowie deren Umgang mit den Zuhörenden.

© Validatio

Prof. Dr. **Ingrid Kollak** ist Vorstandsmitglied des Berliner Instituts für gesundheitliche Arbeit. Sie leitete die vom Familienministerium geförderte Märchen+Demenz+Studie (2013–2015) und evaluierte Märchenstunden als psychosoziale Interventionen in acht Bundesländern (2017–2021). Um psychosoziale Interventionen geht es auch in ihrem neuen Buch »Komplementäre Therapien bei Depression – Fallgeschichten und Möglichkeiten der Selbstsorge«.

Kontakt: kollak@ ash-berlin.eu

Literatur

Becker, S.; Kruse, A.; Schröder, J.; Seidl, U. (2005). Das Heidelberger Instrument zur Erfassung von Lebensqualität bei Demenz (H.I.L.DE.). Dimensionen von Lebensqualität und deren Operationalisierung. In: Zeitschrift für Gerontologie und Geriatrie, 38, S. 1–14.

Deutsche Gesellschaft für Psychiatrie (Hrsg.) (2010). Demenz: Diagnose- und Behandlungsleitlinie. Heidelberg.

Kollak, I. (Hrsg.) (2016). Menschen mit Demenz durch Kunst und Kreativität aktivieren. Eine Anleitung für Pflege- und Betreuungspersonen. Berlin, Heidelberg.

Kollak, I. (2021). Wirkungen des Märchenerzählens auf Menschen mit Demenz. Die Videointeraktionsanalyse (VIA). In: Nover, S.; Panke-Kochinke, B. (Hrsg.): Qualitative Pflegeforschung. Eigensinn, Morphologie und Gegenstandsangemessenheit (S. 71–84). Baden-Baden.

Kollak, I.; Luderer, C.; Dierking, D. (2017). Scientific evidence for positive effects of fairy tale telling for people with dementia. Presentation 21. IAGG World Congress of Gerontology and Geriatrics, July 23–27, 2017, San Francisco.

Nover, S.; Panke-Kochinke, B. (Hrsg.) (2021). Qualitative Pflegeforschung. Eigensinn, Morphologie und Gegenstandsangemessenheit. Baden-Baden.

Noch besuchen mich schwimmende Worte
Demenz und Kreatives Schreiben

Steffi Kubik

»*Das schwimmende Wort hat der Dämmer.*«
(Paul Celan)

Vor einiger Zeit gab ich ein Wochenendseminar im Kreativen Schreiben. Unter den Teilnehmenden war einer, der an einer Demenz erkrankt war. Diese Information bekam ich erst am Vorabend des Seminars. Nachfolgend möchte ich mein Beobachten, meine Eindrücke und Gedanken teilen, die mir dadurch zum Thema »Schreiben und Demenz« haften geblieben sind.

Der Grund für ihren Anruf sei, mir noch eine kurze, aber wichtige Information zu geben: Ihr Bruder, Herr M., einer der acht Teilnehmenden des Wochenendseminars im Kreativen Schreiben, das ab morgen stattfinden soll, sei an einer Demenz erkrankt. Nur, damit ich mich nicht wundere, bemerken werde ich es ohnehin.

Schreiben sei jedoch für Herrn M. etwas, was er immer gern und viel getan habe. Auch heute noch schreibt er Kladden, Bücher und Zettel voll, sortiert diese, verlegt sie, sucht sie, schimpft, dass sie weggekommen oder gestohlen worden sind, beschreibt neue und findet vielleicht die alten Zettel nach einiger Zeit wieder.

Schreiben hat Herrn M. ein Leben lang Struktur und Orientierung gegeben. Einige seiner Artikel wurden in Fachzeitschriften veröffentlicht. Darüber hinaus hat Herr M. auch in seiner Freizeit und in seinem privaten Bereich immer viel geschrieben: Tagebücher, Briefe sowie kurze Texte und Gedichte. Schreiben war für ihn immer Selbstvergewisserung, Halt, Ausdruck und Ausrichtung.

Das Telefonat mit der Schwester von Herrn M. ist kurz. Ich bin etwas verunsichert: Werden meine vorbereiteten Übungen Herrn M. entsprechen? Wird er sich vielleicht überfordert fühlen? Demenz und Poesie – passt das zusammen? Wie wird die Gruppe auf Herrn M.s Erkrankung reagieren?

Obwohl seine Schwester überall danach gesucht habe, ein spezielles Schreibangebot für an Demenz Erkrankte habe sie nirgendwo gefunden. Ob es sowas wohl gebe? Ich weiß es nicht. Der Markt an Schreibangeboten ist in den letzten Jahren explodiert, aber für diese Zielgruppe habe ich auch noch nie etwas entdeckt. Warum eigentlich nicht?

Schreiben, als eine Form von konzentrierter, feinmotorischer Tätigkeit, scheint dabei im Widerspruch zur Demenz zu stehen, die charakteristischerweise mit dem Verlust der intellektuellen Fertigkeiten und dem Abbau von Konzentration, Aufmerksamkeit und Gedächtnis einhergeht.

Schreiben, als eine Form von konzentrierter, feinmotorischer Tätigkeit, scheint dabei im Widerspruch zur Demenz zu stehen, die charakteristischerweise mit dem Verlust der intellektuellen Fertigkeiten und dem Abbau von Konzentration, Aufmerksamkeit und Gedächtnis einhergeht. Auch verliert die Sprache als Informationsüberbringer innerhalb der Demenz mehr und mehr ihre Bedeutung und ihre logischen und semantischen Zusammenhänge lösen sich langsam, aber allmählich auf (vgl. Sonntag 2020, S. 48).

Es ist zu spät, um meine Vorbereitungen zu überdenken oder neu zu konzipieren. Da in mei-

Leidfaden, Heft 1 / 2023, S. 78–81, ISSN 2192-1202, © 2023 Vandenhoeck & Ruprecht

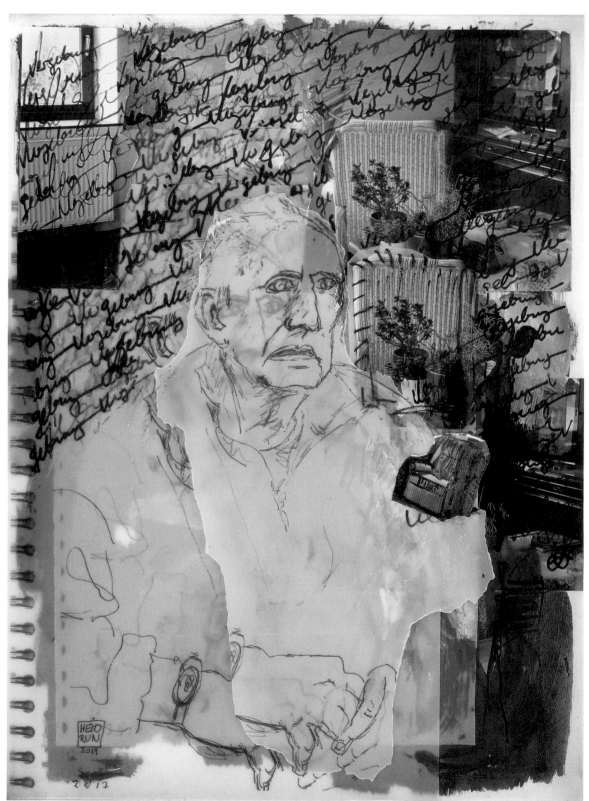

ner Erfahrung Schreibende nie zufällig aufeinandertreffen, versuche ich im Vertrauen zu bleiben und in der Neugier, wie sich die kommenden Tage gestalten werden.

Neben Herrn M. haben sich noch sieben weitere Personen angemeldet, sie kennen sich nicht untereinander. Insgesamt sind es vier Männer und vier Frauen, was für einen Schreib-Workshop eher untypisch ist, denn meist überwiegt deutlich der Frauenanteil. Altersmäßig ist die Gruppe gemischt. Die jüngste Teilnehmerin ist 26 Jahre alt, der älteste Teilnehmer ist weit über 70. Finanziert wurde der Schreibkurs mit Geldern aus einer öffentlichen Ausschreibung innerhalb eines Stadtteilprojekts. Die Teilnehmer:innen haben im Vorfeld mit der Anmeldebestätigung eine Materialliste bekommen.

Da in meinem Verständnis Schreiben immer ein poetisch-künstlerischer Prozess ist, lässt es sich sehr gut mit anderen ästhetischen, künstlerischen Ausdrucksformen wie zum Beispiel mit dem Zeichnen, Malen oder Collagieren kombinieren. Dieser Ansatz »Schreiben als Kunst« (vgl. Hof 2020, S. 125 ff.) ist immer ressourcenorientiert und zielt darauf ab, die individuellen Stärken der Teilnehmer:innen und dadurch die Entwicklung der individuellen Resilienz zu unterstützen, unabhängig davon, in welcher Lebensphase oder Lebenssituation sie sich aktuell befinden.

Schreiben als eine ästhetische Ausdrucksform ist demnach weniger eine intellektuelle Fertigkeit. Es geht vielmehr darum, einen Ausdruck zu finden für das gegenwärtige Empfinden und Fühlen.

Am Samstagmorgen kommen nach und nach die Teilnehmenden an. Auch Herr M. erscheint und richtet sich seinen Arbeitsplatz ein. Ohne das Telefonat mit seiner Schwester würde ich nichts Ungewöhnliches an ihm beobachten. Wie alle anderen Teilnehmenden ist auch er zurückhaltend,

Mein Glück ist, dass mich noch Worte besuchen. Schiffchen, die ich auf Reise schicke zu dir mit ungewisser Fracht. Das Unverstandene ist da und legt seine Arme um dich. Was sich nicht verstehen lässt, will gewiegt sein im Rhythmus der Wiederholung.

höflich und abwartend. Hauptsächlich kommuniziert er über seine Mimik und Gestik, mit Worten hält er sich zurück.

Ich beginne den Workshop wie jedes Schreibseminar, indem ich einen guten Rahmen mit den Teilnehmer:innen vereinbare, unter dem unser Workshop stattfinden soll. Dazu gehört zum Beispiel, dass alle Beiträge freiwillig und selbstverantwortlich geteilt werden können (aber nicht müssen!) und dass Störungen immer Vorrang haben (vgl. Hof 2020, S. 125).

Danach beginnen wir mit einer ersten Schreibübung uns schriftlich vorzustellen und anschließend den dabei entstandenen kurzen Text mit dem dazugehörigen Bild in der Gruppe zu teilen. Dabei kommt die individuelle Schreibstimme eines jeden Teilnehmenden zum Ausdruck. Jede hat die Anleitung und die dadurch vermittelte Aufgabe anders verstanden und umgesetzt. So ist von Anfang an kein direkter Vergleich untereinander möglich. Es gibt kein richtig und kein falsch.

Der Text von Herrn M. ist sehr abstrakt, rhythmisch und ausdrucksstark. Geschickt hantiert und spielt er mit Lauten, Worten und Wortneuschöpfungen, denen er seine eigene, neue Bedeutung verleiht. Seine Metaphern sind bildreich und poetisch und drücken präzise und differenziert feine Empfindungen aus. Das erinnert mich an eine Beschreibung von Peer de Smith über die Sprache der Demenz:

»Mein Glück ist, dass mich noch Worte besuchen. Schiffchen, die ich auf Reise schicke zu dir mit ungewisser Fracht. Das Unverstandene ist da und legt seine Arme um dich. Was sich nicht verstehen lässt, will gewiegt sein im Rhythmus der Wiederholung« (de Smith 2020, S. 24).

In der anschließenden Feedbackrunde bekommt Herr M. viel Zuspruch und Anerkennung, worüber er sich sichtlich freut. Eine Teilnehmerin meldet ihm zurück, dass sie sich tief berührt fühlt von seinen Worten. Mir als Anleiterin geht es ähnlich und ich merke, wie ich mich entspanne. Herr M. ist mit seiner individuellen, poetischen Ausdrucksweise ein Teil dieser Gruppe und wie immer sind die Begegnungen nicht zufällig. Seine Einzigartigkeit, sein ästhetischer Input bereichern die Gruppe und ermutigen, im Meer der Poesie zu schwelgen und zu schwimmen.

Herr M. beteiligt sich rege an dem Workshop. Mit viel Energie schreibt und zeichnet er. Zwischendurch nimmt er sich seine Pausen, steht auf oder träumt, einmal schläft er kurz ein. Niemanden im Raum scheint dies zu stören.

Manche seiner Werke erinnern an visuelle Poesie. Er schreibt in das gemalte Bild hinein, er überschreibt mit Linien, Buchstaben und Wörtern.

Vielleicht ist dies mit dem demenzbedingten Verlust der räumlichen Orientierung zu erklären. Herr M. gestaltet diese visuell-poetischen Werke zügig, mutig und ohne Zögern. Er vermittelt den Eindruck, ganz genau zu wissen, was er tut, und dass er absichtsvoll jeden Strich und jedes Wort auswählt. Dabei taucht Herr M. ganz in den jeweiligen Moment ein.

Um die Mittagszeit herum wirkt Herr M. sichtlich erschöpft. Aber damit ist er nicht allein, auch die anderen, mich selbst eingeschlossen, brauchen jetzt eine Pause. Wir lüften die Räume und wenden uns einem kleinen Mittagssnack zu. In der Abschlussrunde am Ende des ersten Tages bedankt sich Herr M.: Es habe ihm viel Spaß gemacht und er habe sich lange nicht so wohl gefühlt. Der zweite Tag verläuft ähnlich.

Ich weiß nicht, ob ich in meinen Schreibseminaren jemals mit so einem begeisterten und engagierten Teilnehmer geschrieben habe. Ich merke, wie es auch mir Freude macht und meine Arbeit beflügelt, wenn ich mit Herrn M. arbeite und schreibe. Ohne die angelernte, routinierte Ausdrucksweise spielt er frei mit Lauten und Worten und kann dadurch sein Erleben und Fühlen so präzise und sinnlich ausdrücken, dass wir anderen uns durch ihn berührt und inspiriert fühlen.

Wenn ihm Worte fehlen, findet und erfindet er neue in einer ästhetischen Art und Weise. Dieser poetische Ausdruck verleiht ihm Freude, Freiheit und Würde.

Vielleicht ist gerade die Poesie ein geeigneter, sanfter und zarter Zugang, um mit dementen Menschen in Kontakt zu treten, um ihnen Ausdrucksmöglichkeiten zu bieten und um sichere Räume für sie zu schaffen, in denen sie sich selbst erleben, fühlen und reflektieren können.

Die poetisch-ästhetische Arbeit mit Menschen, die an Demenz erkrankt sind, findet hoffentlich in der Zukunft mehr Beachtung und einen festen Platz neben den anderen künstlerischen Therapien.

 Steffi Kubik ist artCounselor, Poesie- und Bibliotherapeutin, SchreibZeitFacilitator, Heilpraktikerin/Psychotherapie, Altenpflegerin, BA Soziale Arbeit, Autorin. Sie bietet therapeutisches, biografisches und kreatives Schreiben an, Gruppen- und Einzelangebote im Bereich Coaching und Therapie und ist Schreibgruppenleiterin in verschiedenen sozialen Kontexten.
Kontakt: info@praxis-kubik.de
Website: www.praxis-kubik.de

Literatur

de Smith, P. (2020). Reise nach Kannitverstan. Im Grenzgebiet von Kunst und Demenz. In: Hof, K. (Hrsg.): Dreierlei Mut – Collagen zur Relevanz von Poesie, Literatur & Schreiben in Gesellschaft & Gesundheit (S. 18–35). Berlin, Hamburg.

Hof, K. (2020). Rahmungen – Schreiben als ästhetische Resonanzbeziehung. In: Hof, K. (Hrsg.): Dreierlei Mut – Collagen zur Relevanz von Poesie, Literatur & Schreiben in Gesellschaft & Gesundheit (S. 124–129). Berlin, Hamburg.

Sonntag, J. (2020). Musikalische Aspekte der Sprache. Sprachveränderungen bei Menschen mit Demenz. In: Hof, K. (Hrsg.): Dreierlei Mut – Collagen zur Relevanz von Poesie, Literatur & Schreiben in Gesellschaft & Gesundheit (S. 48–55). Berlin, Hamburg.

DemenzArt – Kunst und Demenz

Michael Ganß im Interview mit Renate Müller De Paoli

RENATE MÜLLER DE PAOLI: Was verbirgt sich hinter der neuen Kunstrichtung »DemenzArt«?
MICHAEL GANSS: Die *DemenzArt* ist erst einmal nur eine Ausstellung. Ob sie gleich eine neue Kunstrichtung in die Welt setzt, vermag ich nicht zu sagen. Jedoch lassen sich die Werke in der Bandbreite zeitgenössischer Kunst verorten. Der bildnerische Ausdruck der künstlerisch tätigen Menschen mit Demenz ist unmittelbar und besitzt einen hohen Grad an Direktheit. Die Werke entstehen in einer prozessualen Auseinandersetzung im künstlerischen Raum. In diesem werden die inneren Bilder und Empfindungen in einem experimentellen Umgang mit den Materialien externalisiert. Damit sind die Werke Zeugnis der Gedanken und Empfindungswelt der Künstlerin/des Künstlers. Die Werke der Menschen mit Demenz weisen auf unterschiedlichen Ebenen Parallelen zum *Art Brut* auf. Und so wie sich *Art Brut* als feststehender Begriff in der Kunstlandschaft etablieren konnte, ist es nicht unwahrscheinlich, dass auch die *DemenzArt* im Laufe der Zeit einen Platz in der etablierten Kunst einnimmt.

RENATE MÜLLER DE PAOLI: Wie ist die Idee entstanden, Menschen, die an Demenz erkrankt sind, die Möglichkeit zu geben, sich über die Malerei auszudrücken und in die Gesellschaft einzubringen?
MICHAEL GANSS: Viele Menschen mit Demenz verlieren im Verlauf des demenziellen Geschehens die ihnen vertraute Ausdrucksmöglichkeit – Sprache. Gleichzeitig verliert sich aber nicht das Bedürfnis, sich mitzuteilen und in einen wechselseitigen Kontakt zu treten. In der Folge erleben die betroffenen Menschen eine große Not und es besteht die absolute Notwendigkeit, sich auf anderem Wege ausdrücken zu können und in einen interagierenden Kontakt mit anderen zu treten. Kunst beziehungsweise künstlerisches ästhetisches Handeln ist eine Möglichkeit, in den Ausdruck zu gehen, wenn Sprache hierfür nicht mehr trägt, und hat ein hohes kommunikatives Potenzial. Als ich durch einen (zufälligen) Umstand mit Menschen mit Demenz in Kontakt gekommen bin, erlebte ich diese Not und für mich als Künstler und Kunsttherapeuten war es sehr naheliegend, ihnen die Möglichkeiten künstlerischer Arbeit zu eröffnen.

RENATE MÜLLER DE PAOLI: Für Angehörige, wie auch für die medizinische Forschung bewegen sich Auslöser, Entwicklung, Verlauf und Therapiemöglichkeiten der Demenzerkrankung noch weitgehend in der Grauzone. Hilflosigkeit bis hin zum »Schweigen und Wegsehen« sind oft die Folge. Hilft *DemenzArt* unserer Gesellschaft, Menschen mit Demenz anders zu sehen?
MICHAEL GANSS: Ich denke schon. Die Werke laden zum Dialog ein und zeigen, dass Menschen mit Demenz etwas zu sagen haben, was ihnen häufig per se abgesprochen wird. Da die

Leidfaden, Heft 1 / 2023, S. 82–84, ISSN 2192-1202, © 2023 Vandenhoeck & Ruprecht

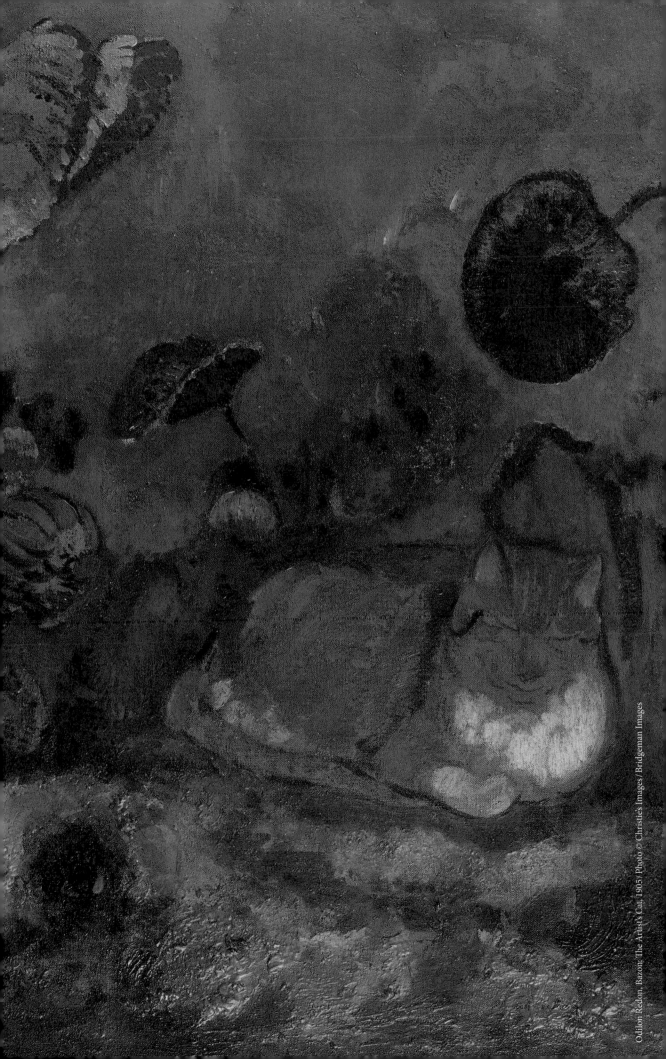

Werke der *DemenzArt* die Erwartungen der meisten Betrachter:innen nicht erfüllen, sind diese irritiert und werden dadurch neugierig auf den Menschen hinter dem Werk. In der *DemenzArt* wird erlebbar, dass Menschen mit Demenz nicht nur Defizite haben, sondern auch Kompetenzen, die mitunter weit über den Kompetenzen der Betrachter:innen liegen. Durch die *DemenzArt* stehen die Menschen mit Demenz mitten in der Gesellschaft.

RENATE MÜLLER DE PAOLI: Wie malen Menschen mit Demenz? Welche Schritte sind notwendig, dass sie den Mut haben, Farbe und Pinsel in die Hand zu nehmen und die Leinwand zu bearbeiten?
MICHAEL GANSS: Menschen mit Demenz arbeiten künstlerisch sehr unterschiedlich, so dass die Frage »Wie malen Mensch mit Demenz?« nicht beantwortet werden kann. Damit Menschen mit Demenz künstlerisch tätig werden können, braucht es einen offenen, freikünstlerischen Raum, Zeit und eine bestärkende Unterstützung, welche die Sprache der Kunst beherrscht.

RENATE MÜLLER DE PAOLI: Werden sie in ihrer künstlerischen Arbeit begleitet und betreut?
MICHAEL GANSS: Ja.

RENATE MÜLLER DE PAOLI: Können Sie einige Bilder beschreiben? Was versuchen Menschen mit Demenz auszudrücken?
MICHAEL GANSS: Ein Bild so zu beschreiben, dass es vom Leser als inneres Bild nachvollzogen werden kann, würde viel Raum in Anspruch nehmen, somit verzichte ich lieber darauf. Zudem wäre es bereits eine Interpretation des Bildes. Das, was Menschen mit Demenz in ihrem künstlerischen Prozess zum Ausdruck bringen, ist sehr unterschiedlich. Es sind ihre inneren Bilder, Gedanken an Momente aus ihrem gelebten Leben und damit verbundene Gefühle, aktuelle Empfindungen, die Auseinandersetzung mit offenen Lebensfragen, die Auseinandersetzung mit

der aktuellen Lebenssituation, eine Auseinandersetzung mit den Materialien, Farben etc.

RENATE MÜLLER DE PAOLI: Verändert sich der künstlerische Stil mit Fortschreiten der Demenzerkrankung?
MICHAEL GANSS: In der Regel bilden Menschen mit Demenz im Laufe ihrer künstlerischen Auseinandersetzung einen eigenen Stil aus. Hierzu ist vielleicht wichtig anzumerken, dass fast alle Künstler:innen, die in der *DemenzArt* ihre Werke präsentieren, im Leben vor der Demenz nicht künstlerisch tätig waren. Im Verlauf des demenziellen Geschehens werden die Werke häufig zunehmend expressiver, weisen weniger konstruktive Bildelemente auf und zum Ende des Lebens werden sie häufig lichter.

RENATE MÜLLER DE PAOLI: Wie reagiert das Publikum in den Ausstellungen auf die Bilder?
MICHAEL GANSS: Häufig mit Erstaunen, da sie das, was sie sehen, nicht mit Menschen mit Demenz in Verbindung bringen (können). Nicht selten entsteht über die Werke eine Neugierde auf die Künstler:innen hinter diesen. In vielen Vernissagen sind Besucher:innen der Ausstellung in einen direkten Kontakt mit Menschen mit Demenz gegangen, auch wenn diese in ihrem sprachlichen Ausdruck stark beeinträchtigt waren. Die Neugierde war oft größer als die Angst vor der Begegnung.

 Michael Ganß, Diplom-Gerontologe, Diplom-Kunsttherapeut, Diplom-Kunstpädagoge, ist freiberuflicher Künstler und Wissenschaftlicher Mitarbeiter an der MSH Medical School Hamburg im Department »Kunst, Gesellschaft und Gesundheit«. Er ist Gründungsmitglied und stellvertretender Vorsitzender der »Werkstatt Demenz e. V.« sowie aktives Mitglied im »Aktion Demenz e. V.«.
Kontakt: m.ganss.kunstdialog@gmail.com

Renate Müller De Paoli ist Autorin und Journalistin.
Kontakt: rmdep@t-online.de
Websites: www.biografieschmiede.de, www.convivio-mundi.de

Innenleben der Demenz verstehbar vermitteln/ Lebensqualität erhalten

Die Selbsterfahrungsmethode des demenz balance-Modells©

Barbara Klee-Reiter

»Wer nicht in der Lage ist, die Welt aus unserer Sicht zu sehen, aus der Sicht der Menschen, die von der Diagnose bis zum Tod mit Demenz leben, der kann sich weder einfühlen noch die Betreuung anbieten, die wir brauchen, um diesen schweren Weg zu gehen«, schreibt die an einer Demenz erkrankte Christine Bryden in ihrem Buch »Tanz mit der Demenz«.

Ganz im Sinne von Christin Bryden möchte ich zwei Möglichkeiten vorstellen, mit denen das Verständnis und die Empathiefähigkeit für Menschen mit kognitiven Beeinträchtigungen in Bildungsveranstaltungen erweitert werden kann. Zum einen ist es der von Tom Kitwood entwickelte *personzentrierte Ansatz* und zum anderen die von mir entwickelte Selbsterfahrungsmethode *demenz balance-Modell©*.

Die Person steht im Vordergrund©

Der personzentrierte Ansatz wurde von dem englischen Sozialpsychologen und Gerontologen Tom Kitwood entwickelt. Der Kerngedanke dieses Ansatzes ist, dass die Person mit ihren individuellen Empfindungen und nicht die Erkrankung »Demenz« im Mittelpunkt der Betrachtung steht. Die Auswirkungen, die eine Demenzerkrankung auf eine Person hat, sind individuell verschieden und können nicht verallgemeinert werden. Das bedeutet, dass allgemeine Auffassungen wie: »eine beginnende Demenz ist schwer, später wird es dann leichter« oder »Menschen mit Demenz mögen es zu singen und essen gerne Süßes«, »Demenzerkrank-

te sind aggressiv« oder »Validation ist gut« nicht zutreffend sind.

Der zweite wichtige Aspekt von Tom Kitwood ist, dass eine Beziehung, die der Person mit einer Demenzerkrankung das Gefühl vermittelt, geschätzt und geachtet zu werden, die wichtigste Intervention ist. In dem sehr lesenswerten Expertenstandard »Beziehungsgestaltung in der Pflege von Menschen mit Demenz« (Deutsches Netzwerk für Qualitätsentwicklung in der Pflege 2019) zählen Beziehungen »zu den wesentlichen Faktoren, die aus der Sicht von Menschen mit Demenz Lebensqualität konstituieren und beeinflussen«.

Das demenz balance-Mode©

Da es noch keine Methode gab, mit der die personzentrierte Haltung von Kitwood vermittelt werden konnte, fühlte ich mich dazu aufgerufen, eine solche zu entwickeln.

Herausgekommen ist das demenz balance-Modell©. Mit dieser Selbsterfahrungsmethode ist es möglich, Erfahrungen im Umgang mit Verlusten zu machen, die sich daraus ergebende Bedürfnisse zu spüren, diese Erfahrungen zu reflektieren und auf die Situation von Menschen mit Demenz zu übertragen.

Wie funktioniert das demenz balance-Modell©?

Die Selbsterfahrung durch das demenz balance-Modell© beginnt damit, dass den Teilnehmenden 16 Fragen bezüglich ihrer eigenen Biografie

Leidfaden, Heft 1 / 2023, S. 85–87, ISSN 2192-1202, © 2023 Vandenhoeck & Ruprecht

gestellt werden. Die Fragen beziehen sich auf die Vergangenheit, Gegenwart und Zukunft. Da heißt es zum Beispiel: »Welche Person hat Sie in Ihrer Kindheit positiv beeindruckt? Was bringt Sie so richtig auf die Palme? Welchen Traum möchten Sie sich in Zukunft gern erfüllen? Welche feinmotorischen Fähigkeiten haben Sie?«

Die Teilnehmenden werden gebeten, ihre Antworten in Stichworten in ein beliebiges Kästchen der Arbeitsmaterialien, die symbolisch eine Person darstellen, einzutragen.

In drei Schritten erleben die Teilnehmer:innen anschließend, wie ihnen immer mehr Lebensabschnitte und Kompetenzen aus ihrer Person ab-

handenkommen und ihr Identitätsgefüge aus der Balance gerät. Schon beim ersten Schritt, wenn drei von 16 Abschnitten fehlen, fühlen sich die meisten »wie aus dem Gleichgewicht geraten«. Bei vielen gibt es noch die Hoffnung, sich mit eigener Kraft wieder in eine Balance bringen zu können. Gefragt nach ihren Bedürfnissen in dieser Situation, wünschen sich die Teilnehmenden »Verständnis«, »eine Person, die mir hilft, mich zu erinnern« oder »Unterstützung«.

Nachdem zehn symbolisierte Lebensabschnitte und Lebenserfahrungen fehlen, gibt es die Hoffnung, sich aus eigener Kraft wieder in ein Gleichgewicht bringen zu können, bei den meisten nicht mehr. Einige der Teilnehmer:innen äußern starke Gefühle wie Angst, Hilflosigkeit, Leere oder Unsicherheit. Andere verweisen auf die Wichtigkeit der ihnen verbliebenen Abschnitte und haben das Gefühl, damit noch ganz gut zurechtzukommen. Unabhängig davon, wie die Teilnehmenden die einzelnen Phasen der Verluste erlebt haben, wird allen Beteiligten deutlich, dass der Grad der Bedürftigkeit und der Abhängigkeit von anderen existenzielle Ausmaße annimmt.

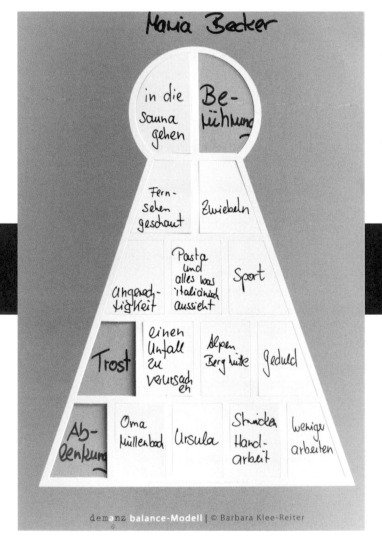

demenz balance-Modell | © Barbara Klee-Reiter

Nach den Bedürfnissen in dieser Phase gefragt, werden unter anderem »so sein zu dürfen, wie ich bin«, »Respekt« oder »Wertschätzung« genannt. Zudem ist den Teilnehmenden wichtig, weiterhin ein wertgeschätztes Mitglied der Gesellschaft sein zu können. Sie möchten keinen Stress oder Ablehnung erfahren. Vielen ist wichtig, dass es vertraute Personen gibt, die ihnen sagen, was sie selbst über sich vergessen haben. Es gibt aber auch Teilnehmende, die sich Schokoladeneis mit Eierlikör wünschen oder schöne Musik, ein Glas Wein, lachen zu können oder den Wunsch haben, in der Sonne sitzen.

Der Perspektivwechsel endet damit, dass die Teilnehmenden alle verlorengegangenen Abschnitte wieder in die schematische Person zurückgelegen und die gemachten Erfahrungen ausgiebig reflektiert werden.

Beispielhaft einige Kommentare von Teilnehmenden der Selbsterfahrung:

»Ich habe verstanden, dass es nicht DIE Methode im Umgang mit DEN Demenzkranken gibt, sondern dass es darum geht, jeden Einzelnen als Person wahr und ernst zu nehmen.«

»Mir ist klar geworden, dass die Demenz eine Erkrankung ist, bei der es zu einem immer weiter fortschreitenden Verlust von Kompetenzen kommt. Ich konnte spüren, dass ich Menschen brauche, die dies wissen und sich an mich anpassen und das nicht umgekehrt von mir erwarten.«

»Ein Mensch, der versucht, mich zu verstehen und der sich bemüht herauszufinden, was ich brauche, wäre das Wichtigste für mich.«

Welche Effekte hat das demenz balance-Modell©?

Durch die Selbsterfahrung mit dem demenz balance-Modell© bekommen die Teilnehmenden eine Ahnung davon, welche unterschiedlichen Gefühle bei einer Demenzerkrankung aktiviert werden. Sie nehmen wahr, was ihnen schaden würde und was für sie hilfreich wäre. Die Teilnehmenden spüren, dass es trotz der Demenzerkrankung möglich ist, ein Leben mit Qualität und Wohlbefinden zu führen. Die entscheidende

Erkenntnis ist die, dass es dafür eines respektvollen und einfühlsamen Gegenübers bedarf.

Diese Erfahrungen wirken sich bei den Teilnehmenden der Selbsterfahrung unmittelbar auf die nächste Begegnung mit einem an Demenz erkrankten Menschen aus.

Die suchende Haltung entlastet

Für die Teilnehmenden von Bildungsveranstaltungen ist die Erkenntnis, dass es normal ist, unsicher zu sein und nicht zu wissen, was die richtige Intervention ist, sehr entlastend. Es gibt keine Patentrezepte! Wenn die Logik des personzentrierten Ansatzes und die Selbsterfahrung mit dem demenz balance-Modell© dazu führen, dass Pflegende und Betreuende mit Selbstbewusstsein »suchend« sein können und sich mehr von der Resonanz des Gegenübers als von den eigenen Vorhaben leiten lassen, kann ein weiterer Wunsch von Christin Bryden in Erfüllung gehen.

»Es ist sehr schwer für uns, der Mensch zu sein, der wir einmal waren. Deshalb gestatten Sie uns, der Mensch zu sein, der wir jetzt sind.«

Barbara Klee-Reiter ist Autorin, Beraterin und Dozentin zum Thema »Demenz«. Mit dem demenz balance-Modell hat sie eine wirkungsvolle didaktische Methode entwickelt. Sie ist tätig in der Fort- und Weiterbildung zum Thema »Pflege und Betreuung von demenziell veränderten Menschen«; Beratung von stationären Einrichtungen zu demenzspezifischen Fragen; Begleitung bei Veränderungs- und Qualitätsentwicklungsprozessen; Team- und Einzelcoaching.
Kontakt: mail@perspektive-demenz.de
Website: www.perspektive-demenz.de

Literatur
Bryden, C. (2011). Mein Tanz mit der Demenz. Trotzdem positiv leben. Bern.
Deutsches Netzwerk für Qualitätsentwicklung in der Pflege (Hrsg.) (2019). Expertenstandard »Beziehungsgestaltung in der Pflege von Menschen mit Demenz«. https://www.dnqp.de/fileadmin/HSOS/Homepages/DNQP/Dateien/Expertenstandards/Demenz/Demenz_AV_Auszug.pdf
Kitwood, T. (2022). Demenz. Der person-zentrierte Ansatz im Umgang mit verwirrten, kognitiv beeinträchtigten Menschen. 9. Auflage. Bern.

Ein bisschen was geht immer
Vorsorge für das Lebensende für Menschen mit kognitivem Unterstützungsbedarf

Christiane Ohl

Als der Anruf der Polizei kam und der Beamte berichtete, dass Frau P. in einem ziemlich desolaten Zustand, völlig desorientiert und alkoholisiert aufgegriffen und in die geschlossene Abteilung der LVR-Klinik gebracht worden war, waren das Entsetzen und Unverständnis in der Familie riesengroß. Das musste eine Verwechslung sein. Bei jedem anderen wäre es vorstellbar gewesen, aber doch nicht bei dieser Frau! Sie, dieser Inbegriff an Disziplin und gutem Benehmen. Unerschütterlich in ihrem Glauben, unerschütterlich in ihrer Haltung. Nie über ihre eigenen Gefühle sprechend und die eigenen Bedürfnisse hintenanstellend. Zuerst die Pflege der Mutter im Blick, dann die des Vaters, später des Ehemanns. Und dann die ständige Sorge um die Schwester. Dennoch lebte sie bisher den größten Teil ihr bisherigen Lebens unabhängig und selbstbestimmt. Und nun war ausgerechnet sie in einem Zustand und zeigte Verhaltensweisen, für die sie selbst in ihren alten Tagen keinerlei Verständnis hätte aufbringen können.

Erst als der Schock wich und das Erinnern einsetzte, fielen der Familie die stetig mehr gewordenen kleinen Veränderungen der letzten Monate und Jahre ein, die sie an Frau P. wahrgenommen und die sie verwundert, irritiert, ratlos gemacht hatten. Schnell wurde ihnen dann klar, dass dies alles Zeichen eines langsamen, doch stetig voranschreitenden Prozesses gewesen waren. Nur kurze Zeit später nahm die Diagnose »Alzheimer« jede Hoffnung, dass der Zustand von Frau P. vorübergehend sein könnte.

Als neben ihrem geistigen auch der körperliche Verfall fortschritt, stand die Familie vor der Frage, welche medizinische Intervention Frau P. wohl noch wollte. Gespräche, aus denen sich ihr mutmaßlicher Wille hätte ableiten lassen konnte, hatten kaum stattgefunden und konkrete Aussagen ihrerseits gab es nicht. Die eigene Sterblichkeit war schlichtweg nicht thematisiert worden. Eine schwierige Situation für die Familienmitglieder, mit der sie nun umgehen mussten, hatten sie doch allesamt ganz unterschiedliche Behandlungsvorstellungen.

Als Frau P. 2003 im Alter von 73 Jahren starb, war das »Gesetz zur Patientenverfügung« bestenfalls in der Frühphase. Aber selbst damals wären vorab festgehaltene Willensäußerungen zumindest hilfreich, wenn nicht sogar partiell bindend gewesen. Denn das Recht auf körperliche Unversehrtheit und damit die Autonomie über den eigenen Körper gilt seit Inkrafttreten der Verfassung der Bundesrepublik Deutschland. Zu dieser Zeit standen jedoch vor allem die Lebenserhaltung und -verlängerung im Fokus der medizinischen Versorgung. Getrieben von dem inzwischen so vielem medizinisch Machbaren wurde um jeden weiteren Monat, jede zusätzliche Woche, jeden Tag gerungen. Aber Lebenszeit bedeutet nicht immer Lebensqualität, und so ist es inzwischen gesellschaftlicher Konsens, dass vor allem der Lebensqualität und Autonomie am Ende für die Betroffenen häufig die größere Bedeutung zukommen als dem reinen Überleben.

Leidfaden, Heft 1 / 2023, S. 88–90, ISSN 2192-1202, © 2023 Vandenhoeck & Ruprecht

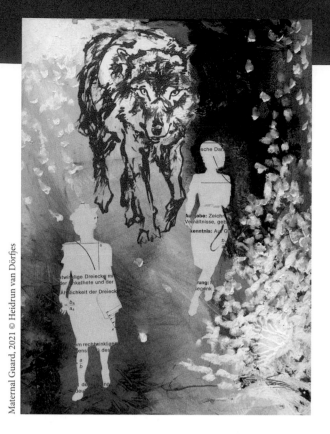

Der Prozess der Willensfindung benötigt viel Zeit. Es ist ein bisschen wie der Versuch, Mosaiksteine zu einem Bild zusammenzusetzen. Es ist schwierig und kann langwierig sein, aber auch ein nur ansatzweise schemenhaftes Bild transportiert Informationen und ist hilfreich für das Verständnis.

Formulare sind nicht alles

Formulare für Patientenverfügungen und Vorsorgedokumente gibt es inzwischen zuhauf. Das Internet macht es möglich, dass niemand mehr uninformiert bleiben muss, und Hospizdienste und andere Organisationen bieten Beratungen zu diesem Thema an. Die Grundproblematik löst das alles aber nicht. Denn es bedeutet viel Arbeit mit sich selbst, sich mit der eigenen Endlichkeit und mit dem »was ich dann noch will« auseinanderzusetzen, und so wird das Ausfüllen solcher Dokumente immer wieder verschoben. Nicht selten mit dem Ergebnis, dass Menschen mit zunehmendem Alter und manchmal damit einhergehenden kognitiven Störungen nur noch eingeschränkt in der Lage sind, ihren Willen zu bekunden und schriftlich festzuhalten. Und so stehen auch heute noch viele Angehörige vor ähnlichen Hürden wie die Familie von Frau P., wenn es darum geht, die Frage nach dem Umfang einer medizinischen Intervention zu klären.

Willensäußerungen zum Lebensende werden immer dann, und manchmal auch zu Recht, infrage gestellt, wenn die Kognition der betroffenen Menschen eingeschränkt ist. Können Menschen mit einer geistigen Beeinträchtigung wie zum Beispiel einer demenziellen Erkrankung überhaupt eine Patientenverfügung erstellen? Nach unseren Erfahrungen der letzten Jahre ist die Antwort: Ja, sie können! Zumindest in einem viel größeren Umfang, als man auf den ersten Blick meint. Dies bestätigen zum Beispiel die Workshops mit Bewohner*innen aus Einrichtungen der Eingliederungshilfe, die wir von Bonn Lighthouse e. V. im Rahmen der Entwicklung von Vorsorgeinstrumenten durchgeführt haben. Unsere Erfahrung ist, dass die Hürde nicht so sehr in der eingeschränkten Kognition besteht, sondern vielmehr darin, die Menschen zu befähigen, ihren eigenen Willen zu bilden und diesen dann auch zu äußern. Dazu bedarf es entsprechender Hilfsmittel, individueller Unterstützung und vor allem viel Zeit!

Sprachliche Barrieren

Zunächst einmal müssen sprachliche Barrieren reduziert werden. Dies ist mit der Leichten Sprache, die im Zuge des Inklusionsgedankens inzwischen auf vielen Ebenen Einzug gehalten hat, mehr oder weniger möglich. Allerdings reicht es nicht, dass viele offizielle Websites und andere Informationsquellen in Leichte Sprache übersetzt werden, die Betroffenen aber dann mit den Informationen allein gelassen werden. Bereits 2007 hat Bonn Lighthouse e. V. in Kooperation mit lokalen Einrichtungen der Eingliederungshilfe die Broschüre »Zukunftsplanung zum Lebensende – Was ich will« entwickelt. Neben der einfachen Sprache, Bildern und Piktogrammen ist hierbei besonders, dass der Fokus sehr ausführlich auf die Beschreibung der persönlichen Lebensqualität gerichtet wird: »Was tut mir gut? Was möchte ich noch erleben? Was hat mir gutgetan, wenn ich mal krank war? Welche (zusätzlichen) Beeinträchtigungen (nicht mehr gehen, sehen, hören, essen etc. zu können, schlecht Luft zu bekommen) wären für mich hinnehmbar oder auch nicht?« Dies sind Fragen, die den Einstieg in die Thematik stark erleichtern können, da sie nicht sofort Ängste und eine Abwehrhaltung hervorrufen. Außerdem ermöglichen sie das Erkennen der individuellen Lebensqualität. Es lassen sich vor allem in der Beschreibung der »hinnehmbaren« Beeinträchtigungen die »roten Linien« der Betroffenen erkennen.

Die Festschreibung der Zustimmung oder Ablehnung möglicher lebensverlängernder Maßnahmen in bestimmten Situationen, und damit die eigentliche Patientenverfügung, wird in dieser Broschüre im Vergleich zu den gängigen Patientenverfügungen für kognitiv nicht eingeschränkte Menschen relativ kurzgehalten. Die Erfahrungen der letzten Jahre mit Patientenverfügungen generell zeigen jedoch, dass diese häufig ohnehin nicht konkret genug sind, um im Entscheidungsmoment als alleinig handlungsweisend verstanden zu werden. Es sollte immer auch der aktuelle mutmaßliche Wille Berücksichtigung finden.

Alle diese Broschüren und Hilfsmittel helfen jedoch wenig, wenn die Betroffenen nicht durch vertraute, in der Thematik geschulte Menschen unterstützt werden, die sie behutsam an das Thema heranbringen. Es sollte damit frühzeitig begonnen werden, da der Prozess der Willensfindung viel Zeit benötigt. Es ist ein bisschen wie der Versuch, Mosaiksteine zu einem Bild zusam-

menzusetzen. Es ist schwierig und kann langwierig sein, aber auch ein nur ansatzweise schemenhaftes Bild transportiert Informationen und ist hilfreich für das Verständnis. Auch nur ein bisschen ist mehr als nichts!

Gespräche mit qualifizierten Begleiter*innen oder Angehörigen

Inzwischen bieten stationäre Einrichtungen der Seniorenhilfe und der Eingliederungshilfe ihren Bewohner*innen sogenannte GVP-Gespräche an: Hierbei begleiten speziell qualifizierte Gesprächsbegleiter*innen den Prozess ihrer Willensbildung. Allerdings sind diese Angebote vielerorts derzeit noch im Aufbau.

Barrieren bei der Annäherung an die Auseinandersetzung mit der eigenen Endlichkeit und den damit verbundenen Beschwerlichkeiten, Abschieden und der Trauer, die dabei auf uns zukommen können, gibt es sehr viele. Neben der Unterstützung durch Einrichtungen gibt es auch Materialien, die im privaten Umfeld genutzt werden können. Angehörige von demenziell erkranken Menschen können dabei auf Hilfsmittel und Instrumente wie Kommunikationshilfen, Schaubilder, Piktogramme aus der Eingliederungshilfe zurückgreifen, denn hier gibt es inzwischen eine Vielzahl.

Vielleicht hätte Frau P. mit Hilfsmitteln wie diesen und der notwendigen menschlichen Unterstützung zu Beginn ihrer schwindenden kognitiven Fähigkeiten noch das ein oder andere zu Papier gebracht, was es den Angehörigen erleichtert hätte, die anstehenden Entscheidungen für und über sie treffen. Die Selbstbestimmung des Einzelnen sollte uns die Zeit und Mühe, die dieser Prozess kostet, wert sein.

Dr. **Christiane Ohl,** Diplom-Biologin, ist Geschäftsführerin Bonn Lighthouse – Verein für Hospizarbeit e. V., Sprecherin der AG Advance Care Planning in der Gesellschaft für Palliativmedizin (DGP).

Kontakt: ohl@bonn-lighthouse.de

Sich aneinander orientieren

Eine Studie zu Interaktionen zwischen Menschen mit Demenz und Bezugspersonen

Karin Welling

In meiner pflegewissenschaftlichen Studie geht es darum zu erforschen, wie Menschen mit weit fortgeschrittener Demenz, denen es nicht möglich ist, sich verbalsprachlich zu äußern, ihre interaktiven und kommunikativen Potenziale entfalten können. Meine Leitfrage lautet:

Wie interagieren Personen mit weit fortgeschrittener Demenz und Bezugspersonen[1] auf körper- und lautsprachlicher Ebene und wie gestalten sie Situationen gemeinsam?

Um diese Frage zu beantworten, erhebe ich in einer ambulanten Wohngemeinschaft für Menschen mit Demenz vielfältiges Auswertungsmaterial (Videoaufnahmen, Interviews, Beobachtungs- und Gesprächsdaten).

Grundlegende Erkenntnisse

Ein wichtiger empirischer Befund meiner Studie ist, dass Menschen mit weit fortgeschrittener Demenz über interaktive Kompetenzen verfügen sowie die Fähigkeit, bedeutungsvoll zu kommunizieren: Sie teilen sich über die verschiedenen Modalitäten der Körper- und Lautsprache mit, insbesondere über Orientierungs- und Eigenbewegungen, über Mimik und Handgesten sowie über Lautieren, Vokalisieren, Lautmalen und Pfeifen.

Das interaktive Phänomen: Sich aneinander orientieren

Eine bedeutungsvolle Interaktion entwickelt sich dadurch, dass Bezugsperson und Person mit Demenz sich aneinander orientieren, das heißt, sie nehmen sich gegenseitig wahr und stimmen ihre kommunikativen Handlungen in vielfältiger Weise aufeinander ab. Ob diese Abstimmung gelingt oder nicht, ist vor allem von der Feinfühligkeit der Bezugsperson abhängig; sie trägt die kommunikative Verantwortung. Durch ihre feinfühlige Unterstützung gibt sie der Person mit Demenz ein Gerüst, mit dem sie ihr Engagement, ihr kommunikatives Potenzial kreativ entfalten kann. Hierbei geht es um das Erleben von positiver Gegenseitigkeit, von Verbundenheit und dem Gefühl, verstanden und angenommen zu werden. Es geht um die Qualität des gegenwärtigen Moments.

Feinfühligkeit der Bezugsperson

Zusammengefasst meint Feinfühligkeit die Fähigkeit der Bezugsperson,

- in der Situation gegenwärtig, das heißt, innerlich und äußerlich präsent zu sein,
- die Äußerungen der Person mit Demenz prompt wahrzunehmen (zum Beispiel Mimik, Blickkontakt, Gestik, Berührungen, Körperhaltung und Körperbewegungen, Tonfall, Laute) und als Mitteilung aufzufassen,

---

[1] Mit Bezugspersonen sind hier Menschen gemeint, die beruflich und/oder ehrenamtlich mit Menschen mit Demenz im Kontakt sind und sich, in welcher Form auch immer, um diese kümmern. Interaktionen zwischen Menschen mit Demenz und Angehörigen sind nicht Gegenstand dieser Studie.

- ihre Aufmerksamkeit auf die Person mit Demenz zu fokussieren und hierdurch auch Mikroverhaltensweisen zu bemerken (zum Beispiel die Bewegung des kleinen Fingers, hochgezogener Mundwinkel),
- die Äußerungen der Person mit Demenz angemessen zu deuten und sich rückzuversichern,
- multimodal sowie eindeutig und klar zu kommunizieren und sich der Wirkung der eigenen Körpersprache bewusst zu sein,
- die Interaktion feinfühlig zu gestalten, indem sie die Person mit Demenz in ihrer Art zu kommunizieren und in ihren Handlungsinitiativen unterstützt. Dies geschieht zum Beispiel, indem sie ihre eigenen Bewegungen an die der Person mit Demenz angleicht, deren Handlungsrhythmus aufnimmt sowie ihre Absichten erkennt und diese unterstützt.

Personzentriertes Kommunikations- und Interaktionsverständnis

Das Kommunikations- und Interaktionsverständnis der Bezugsperson ist zentral für die Entwicklung ihrer Feinfühligkeit. Es basiert auf einer personzentrierten Haltung: Die Bezugsperson erkennt die Art und Weise, *wie* die Person mit Demenz kommuniziert, als »Sprache« an, respektiert diese und öffnet sich dafür. Hierdurch verändern sich ihre Erwartungen an das Verhalten der Person mit Demenz und neue Kommunikationsmöglichkeiten können sich entfalten. Normalität wird neu definiert.

Bedeutung voraussetzen und Kompetenz anerkennen

Die Bezugsperson geht davon aus, dass alle Äußerungen und Handlungen der Person mit Demenz bedeutungsvoll sind, und zwar unabhängig davon, ob sie diese versteht beziehungsweise ob der Sinn sich für sie selbst erschließt. In dieser Bedeutungsunterstellung gründet die Bereitschaft

der Bezugsperson, auf die Kommunikations- und Interaktionsversuche der Person mit Demenz einzugehen und nach Bedeutung in ihrem Verhalten zu suchen. Die Bezugsperson nimmt die Person mit Demenz als kompetentes Individuum wahr und traut ihr etwas zu, beispielsweise Gefühle, den eigenen Willen und Bedürfnisse hörbar und sichtbar auszudrücken. Die intentionale Haltung ist wichtig für den Aufbau einer vertrauensvollen Beziehung.

Feinfühlige Deutung: Die Sprache lesen lernen

Die Bezugsperson versucht den Sinn der Äußerungen aus der Perspektive der Person mit Demenz zu verstehen und entsprechend zu deuten. Dies gelingt nach einer Zeit des Kennenlernens, des Ausprobierens und des Miteinander-vertraut-

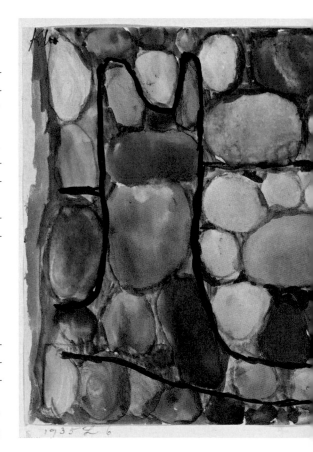

Werdens zunehmend besser. Die Bezugsperson entwirft nach und nach eine »Grammatik der Körpersprache«, sie entwickelt Deutungsmuster, belegt Äußerungsformen der Person mit Demenz mit Bedeutung. Diese Deutungen sind nicht feststehend, sondern werden reflektiert und im Austausch mit anderen überprüft.

Engagement der Person mit Demenz

Personen mit Demenz gestalten die Interaktion vor allem über Nachahmung: Sie orientieren sich an der Bezugsperson und folgen dieser, indem sie deren Äußerungen imitieren, synchronisieren und parallelisieren. Darüber hinaus bringen sie sich aber auch von sich aus, also selbstinitiiert, in die Interaktion ein. Ob Engagement auf Seiten der Person mit Demenz angeregt wird und sich entfalten kann, ist nicht nur von der Feinfühligkeit der Bezugsperson abhängig, sondern auch von dem Verlauf und der Schwere der Demenz sowie von situativen Gegebenheiten (zum Beispiel Zeitdruck, Parallelhandlungen, Hintergrundgeräusche). Mit Fortschreiten der Demenz erhöhen sich die Ansprüche an die Feinfühligkeit der Bezugsperson.

Beziehungsorientierte Interaktion: Resonanz und Verbundensein erleben

Das Erleben von Resonanz kann sich beispielsweise im Gleichklang der Bewegung, der Laute oder in einem gemeinsamen Gefühlszustand, in geteilter Freude zeigen. Erfahrungen von positiver Gegenseitigkeit können das Verbundensein von Person mit Demenz und Bezugsperson stärken. Sie sind das Herzstück einer beziehungsorientierten Interaktion.

Dr. phil. **Karin Welling** ist Diplom-Pädagogin, Gesundheits- und Krankenschwester, Trainerin für Dementia Care Mapping sowie MBSR-Lehrerin. Sie arbeitet freiberuflich in den Bereichen Bildung, Beratung und Prozessentwicklung in der Pflege von Menschen mit Demenz.

Kontakt: wellingkarin@posteo.de

Literatur

Deutsches Netzwerk für Qualitätssicherung in der Pflege (Hrsg.) (2018). Expertenstandard Beziehungsgestaltung in der Pflege von Menschen mit Demenz. Osnabrück.
Welling, K. (2018). Sich aneinander orientieren – Feinfühligkeit und Engagement in der beziehungsorientierten Interaktion zwischen Menschen mit weit fortgeschrittener Demenz und Bezugspersonen. Eine mikroanalytische Videointeraktionsstudie. https://doi.org/10.26092/elib/28.

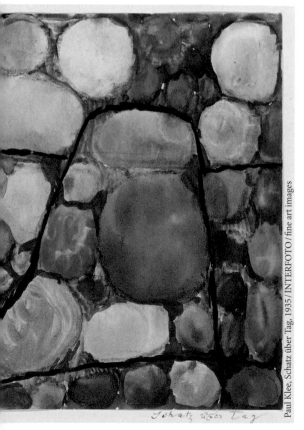

Paul Klee, Schatz über Tag, 1935 / INTERFOTO / fine art images

REZENSIONEN

Trauer als wandelnde Kraft

Uta Schmidt

Christoph Bevier: Trauer als wandelnde Kraft. Menschen mit psychischen Beeinträchtigungen begleiten. Edition Leidfaden. Göttingen: Vandenhoeck & Ruprecht, 2022, 151 Seiten

Endlich halte ich nun dieses Buch in den Händen, auf das ich sehnsüchtig gewartet habe: ein Buch, das sich einem aus meiner Sicht bislang wenig beachteten Thema widmet. Der Autor nimmt Menschen in den Blick, die nicht nur unter diversen psychischen Krankheitssymptomen leiden und tiefgreifende Beeinträchtigungen erleben, Menschen, die aufgrund ihrer Krankheit vielfältigen Abschieden und Verlusten ausgesetzt sind, Menschen, die darüber hinaus auch noch mit Sterben und Tod konfrontiert werden und somit Trauerreaktionen erleben, die für sich genommen schon als sehr belastend erlebt werden und Menschen an ihre Grenzen bringen können. Wie lässt sich das nur aushalten?

Menschen mit psychischen Beeinträchtigungen ihrerseits können irritieren, herausfordern und lösen unter Umständen Hilflosigkeit und Ängste bei den Menschen aus, die andere in ihrem Trauerprozess begleiten und zu unterstützen suchen. Was ist zu tun, um Trauer ausreichend Raum zu geben und krankheitsbedingtes Leid nicht zu verstärken? Weiterhin zeigt sich, dass das Phänomen Trauer im psychiatrischen Alltag leicht untergehen kann – aus ganz unterschiedlichen Gründen. Und dann?

Genau hier setzt der Autor mit seinem Buch an: Als Pfarrer in einer psychiatrischen Klinik weiß Christoph Bevier genau um diese Fragen und findet Antworten dank seiner unterschiedlichen beruflichen Weiterbildungen und Erfahrungen in Seelsorge und Trauerbegleitung, in Supervision wie auch in systemischer Therapie.

Er beginnt das Buch mit einem für mich beeindruckenden Plädoyer für Menschen mit psychiatrischen Beeinträchtigungen, indem er differenzierte Einblicke in deren Erlebenswelt gibt, die von unterschiedlichen Leid- und Verlusterfahrungen geprägt ist. Doch bei allem Schweren, was diese Menschen durchmachen, verliert er nicht aus dem Blick, dass sie neben ihrem Krankheitserleben durchaus gesunde Anteile haben, dank derer sie ihr Leben gestalten.

Er zeigt, dass Menschen gerade auf diesem Hintergrund fähig sind zu Trauerreaktionen, dass sie Überlebensstrategien in ihren Krankheitsphasen entwickelt haben, Ressourcen aufweisen und sich durchaus resilient zeigen. Sie haben mitunter das Bedürfnis, in ihrer Trauer gesehen zu werden, und suchen um Begleitung – nicht anders als Menschen ohne besondere Beeinträchtigung.

Christoph Bevier nimmt Menschen mit Erfahrungen in Trauerbegleitung und Wissen um Aspekte von Trauer und Trauerreaktionen Scheu und Angst, diesen Menschen in ihrer Trauer zu begegnen und sie zu begleiten. Er lässt sie teilhaben an seinem empathischen wie auch respektvollen Blick, mit dem er sie für die Lebenswelt von Menschen mit psychischen Beeinträchtigungen samt ihren Abgründen und auch ihren Ressourcen sensibilisiert.

Leidfaden, Heft 1 / 2023, S. 94–97, ISSN 2192-1202, © 2023 Vandenhoeck & Ruprecht

Er gibt zahlreiche Impulse, die in der Trauerbegleitung unterstützen, die von einer achtsamen und wertschätzenden Haltung zeugen und ausreichend Sicherheit und Vertrauen bieten. Seine persönliche Spiritualität wie Religiosität, die ihm Orientierung und Halt bieten, bringt er authentisch mit ins Spiel und regt dazu an, sich davon ebenfalls inspirieren zu lassen wie auch sich mit eigenen spirituellen wie religiösen Fragen auseinanderzusetzen.

Darüber hinaus verweist der Autor auf verschiedene Methoden, die stark ressourcenorientiert ausgerichtet sind, Kompetenzen fördern, Selbstwirksamkeit erleben lassen.

Folgenden Themenkreisen widmet sich Christoph Bevier in besonderer Weise:

- Verlusterfahrungen wie Trauererleben im Kontext der Psychiatrie sind vielschichtig. Nicht selten wird Trauer nicht wahrgenommen und Trauernden dadurch aberkannt.
- Krankheitsbedingte Verlusterfahrungen für Menschen mit psychischen Beeinträchtigungen wie auch für deren Angehörige erzeugen Leid und Trauer; sie machen dennoch Entwicklung von Resilienz möglich.

- Diverse Krankheitsbilder wie Schizophrenie, Affektstörungen, neurotische Störungen, Belastungsstörungen, Persönlichkeitsstörungen, Abhängigkeitserkrankungen, körperliche Störungen mit psychischen Auswirkungen und Suizidalität werden beschrieben und in ihren unterschiedlichen Auswirkungen auf Trauerreaktionen nach Sterben und Tod beleuchtet. Dabei orientiert sich der Autor an Facetten des von Chris Paul erarbeiteten Kaleidoskops des Trauerns.
- Aspekte der Begleitung wie Interventionen werden auf die einzelnen Krankheitsbilder angewandt und anschaulich in Fallbeispielen verdeutlicht. Dabei benennt Christoph Bevier klar, welche Methoden und Rituale bei welchen psychischen Beeinträchtigungen Anwendung finden dürfen und welche Interventionen Krankheitssymptome eher verschlimmern können und nicht hilfreich sind.
- Spiritualität wird in ihrer Ambivalenz gewürdigt. Sie kann sich als Segen und auch als Fluch erweisen.
- Kunst als Möglichkeit, Trauer zu leben, wird am Beispiel des Dichters Ernst Herbeck verdeutlicht.

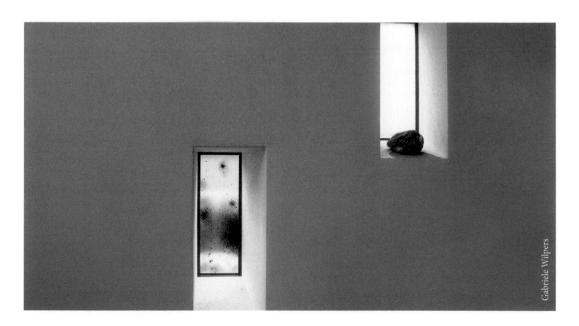

Gabriele Wilpers

Dass Menschen mit vielen Leiderfahrungen fähig sind, Trauer als wandelnde Kraft zu erleben, genau davon ist Christoph Bevier zutiefst überzeugt. Er macht Mut, sich der herausfordernden wie auch beglückenden Aufgabe zu stellen, sie in ihren Trauerprozessen zu begleiten, und liefert das nötige Handwerkszeug. Er macht deutlich, wie wichtig das Miteinander von Seelsorge und Trauerbegleitung wie auch Medizin und Psychotherapie bei aller Unterschiedlichkeit sind.

So habe ich das Buch mit Begeisterung und Gewinn gelesen. Meine Erwartungen hat es voll erfüllt. Es hat mich berührt und ermutigt. Als Seelsorgerin mit dem Schwerpunkt Trauerbegleitung in einer psychiatrischen Klinik habe ich an weiterem Wissen und Klarheit gewonnen. Komplexe Themen sind auf den Punkt gebracht. Fragen haben Antworten gefunden. Ich werde das Buch weiter als weiterführendes Nachschlagewerk und ideenreiche Fundgrube in der Arbeit nutzen.

So wünsche ich dem Buch »Trauer als wandelnde Kraft« eine breite Leserschaft: neben Trauerbegleiter*innen, Seelsorger*innen, Psycholog*innen, Therapeut*innen wie auch Ärztinnen und Ärzten Menschen, die sich für Menschen mit psychischen Beeinträchtigungen und deren Verlusterfahrungen sensibilisieren wollen, um diesen bei aller gebotenen Achtsamkeit dennoch ohne Scheu zu begegnen – auch in Trauerprozessen.

Deutlich wird auch, dass Wissen um das Phänomen Trauer und Aspekte der Trauerbegleitung wie auch um psychische Krankheitsbilder und deren Wirkung auf Trauerprozesse unbedingt nötig ist, um Menschen mit psychischen Beeinträchtigungen professionell zu begleiten und damit sie Trauer als wandelbare Kraft erfahren können.

Kinder im Verlustschmerz begleiten

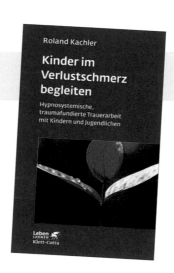

Christoph Bevier

Roland Kachler: Kinder im Verlustschmerz begleiten. Hypnosystemische, traumafundierte Trauerarbeit mit Kindern und Jugendlichen. Leben lernen. Stuttgart: Klett-Cotta, 2021, 170 Seiten

Im vorletzten Jahr erschien Roland Kachlers Buch »Kinder im Verlustschmerz begleiten. Hypnosystemische, traumafundierte Trauerarbeit mit Kindern und Jugendlichen« in der Reihe »Leben lernen« im Klett-Cotta Verlag. Kachlers Buch ist für Trauerbegleiterinnen und Trauerbegleiter, die sich mit trauernden Kindern (in der direkten Trauerarbeit mit ihnen und in der Trauerarbeit mit trauernden Eltern) beschäftigen, sehr zu empfehlen. Das Buch ist klar gegliedert und liest sich leicht, ohne oberflächlich zu sein. Kachlers vieljährige Erfahrung in der Arbeit mit trauernden Menschen fließt in das Buch ein und ermöglicht ihm seine souveräne, mitfühlende, die Realität wahrende und doch Perspektiven schaffende Haltung als Traumatherapeut und Trauerbgleiter.

Vieles in diesem Buch ist Leserinnen und Lesern von Kachlers Büchern bekannt und doch interessant, wieder zu lesen und wieder zu entdecken, weil Kachler seine bekannten hypnotherapeutischen Trauererkenntnisse auf die Trauer von Kindern und die Begleitung trauernder Kinder kreativ anwendet. Das Buch ist in acht Kapitel gegliedert, die in den Schritten der Trauerbegleitung aufeinander aufbauen:

Im ersten Kapitel werden verschiedene Varianten traumatischer Verluste bei Kindern beschrieben. Im zweiten Kapitel widmet sich Kachler den Besonderheiten kindlicher und jugendlicher Trauer. In Kapitel drei wendet er seinen beziehungsorientierten Traueransatz auf die Trauerarbeit mit Kindern an. Im vierten Kapitel nimmt Kachler die Angehörigen und die Arbeit mit dem Familiensystem in den Blick. Im fünften Kapitel beschäftigt er sich mit der Stabilisierungsarbeit mit trauernden Kindern und Jugendlichen. Kapitel sechs dreht sich um die Arbeit mit Kindern und Jugendlichen an der inneren Beziehung zur beziehungsweise zum Verstorbenen. Kapitel sieben beschreibt die Realisierungsarbeit in der Trauer als Arbeit an der Verlusttrauer, der identifikatorischen Trauer, der von anderen übernommenen Trauer und der Trauer über sekundäre Verluste (zum Beispiel der Wegfall nötiger Fürsorge und Zuwendung durch die Trauer anderer naher Menschen). Im letzten, achten Kapitel geht es Kachler um die Arbeit am weitergehenden Leben der Kinder und Jugendlichen, das heißt dem Leben mit dem bleibenden Fehlen des Verstorbenen, das die Verbindung zum Verstorbenen wahrt und wieder neue, intensive Bindungen zu anderen Menschen und Erfahrungen von Zufriedenheit und Glück beinhaltet.

Einige wichtige Erkenntnisse dieses Buches nenne ich im Folgenden: Im Vorwort schreibt Kachler, trauernde Kinder seien oft durch die Schwere des Verlustes traumatisiert, was die Bedeutung dieses Buches betont. Kindertrauer werde oft unterschätzt (oder gar nicht gesehen und gewürdigt), weil Kinder anders trauern als Erwachsene, indem sie öfter archaische Schutzmechanismen wählen, die ihnen helfen, ihre quälenden, durch den Verlust bedingten Gefühle auszuhalten, es der Außenwelt aber auch erschweren, sie wahrzunehmen. Deshalb, schreibt Kachler, brauche es immer Trauerbegleitung bei Kindern und sollte so früh wie möglich beginnen. Kinder können sehr schnell vom Trauerzustand in den Zustand von Normalität umschalten, indem sie in zwei Welten leben, der Trauer- und Traumawelt und der normalen Welt von Schule, Freundschaften, Spiel. Kinder trauern stark über den Körper, weil der Körper durch Beschwerden und Symptome den Verlustschmerz begrenzt und Kinder sowieso körpernäher leben als Erwachsene. Jungen und Mädchen, schreibt Kachler, trauern unterschiedlich, weil Jungen ihren Verlustschmerz stark durch Handeln, Agieren und Tun ausleben, wodurch er versteckter ist als bei Mädchen, die einen weniger verschlossenen Zugang zu ihren Gefühlen haben. Auch Aggressivität und destruktives Verhalten als Symptome von Trauerschmerz und Traumatisierung seien fast ausschließlich eine Bewältigungsstrategie von Jungen.

Das Buch ist sehr übersichtlich gestaltet. Besonders eindringlich lesen sich die kurzen Abschnitte unter der Überschrift »Beachte«. Das sind oft sehr hilfreiche, knappe Hinweise, die in der Begleitung scheinbar Selbstverständliches benennen, das doch oft in Vergessenheit gerät und immer wieder hilfreich ist, erinnert zu werden. Es sind Leitsätze, die eine Basis für die Arbeit mit trauernden und traumatisierten Kindern schaffen.

Kritisch an dem Buch fand ich das Schreiben in der »Wir«-Form, das für mich etwas Vereinnahmendes hat. Und ich hätte mir bei manchen Themen eine ausführlichere und differenziertere Gedankenführung gewünscht.

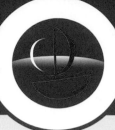
Wie sich die Kuscheltiere kennenlernen oder Maltes Vermächtnis

Carmen Birkholz

Maltes Kuscheltiere leben alle zusammen in einem gemütlichen Haus im Wald. An dem Tag, an dem die Schildkröte Wilma von einer langen Reise zurückkehrt, holen der Affe Oho und die Schnecke Kalein sie an einem See ab. Dort taucht auf einmal Papa-Bär auf, der seine Familie verloren hat. Finden die Freunde gemeinsam die Bärenfamilie?

Malte erzählt in seiner Geschichte, wie die Freunde sich kennengelernt haben: Oho der Affe, die Schildkröte Wilma und die kleine Schnecke

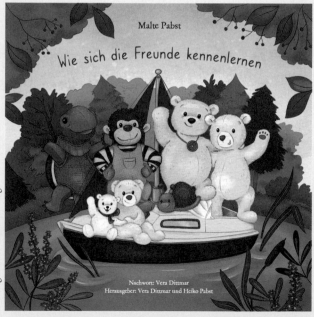

Kalein wohnen in einem gemütlichen Haus im Wald. An diesem Tag soll Wilma von ihrer Reise mit dem Segelboot zurückkommen. Oho und Kalein packen einen Picknickkorb und gehen zum See. Wilma winkt schon von ihrem Segelboot und die Freude ist groß. Gemeinsam machen sie sich auf in Richtung Wald, bis Wilma merkt, dass sie ihren Schlafsack im Boot zurückgelassen hat. Die Freunde müssen zurück und am Steg treffen sie auf einen ganz traurigen Papa-Bär, der seine Familie verloren hat. Gemeinsam fangen sie an, die Familie zu suchen, aber ohne Erfolg. Es wird Abend und dunkel und die Freunde müssen die Suche abbrechen. Am nächsten Morgen geht es aber weiter und die kleine Schnecke Kalein hat auf einmal *die* Idee …

Malte

Malte hat fünf Jahre lang als gesunder und quicklebendiger Junge gelebt. Es hat ihm Freude gemacht, fantasievoll zu spielen: Höhlen aus Decken und Kissen zu bauen und mit seinen Kuscheltieren und Freunden hineinzukriechen. Ein Baumstamm wurde zu einem Floß, auf dem Abenteuer auf einem reißenden Fluss bestanden wurden …

Als Malte an Krebs erkrankte und viel im Krankenhaus war, verließ ihn seine Fantasie nicht. Brechschalen wurden zu Raumschiffen und unbenutzte Spritzen zu U-Booten. Seine Kuscheltierfreunde waren immer bei ihm. Mama und Papa mussten sich an Besuchszeiten und -regeln halten. Seine Kuscheltierfreunde nicht.

Die Kunsttherapeutin Anne kam regelmäßig mit ihrer Schildkröte Wilma zu Malte. Wilma wurde schnell in Maltes Freundeskreis aufgenommen. Eines Tages sagte Malte zu Anne: »Ich muss dir eine Geschichte erzählen.« Und er erzählte, wie seine Freunde sich kennengelernt haben: die Geschichte einer farbenfrohen Welt, Verbundenheit und Herausforderungen, die gemeinsam gemeistert werden, neue Freundschaften, die entstehen.

Malte liegt im Bett und erzählt. Es strengt ihn an, aber es ist ihm wichtig, diese Geschichte zu erzählen. Seine Stimme wird immer leiser und er macht Pausen. Anne sitzt an seinem Bett und hört zu. Zum Schluss hat Malte die Augen geschlossen und erzählt leise seine Geschichte bis zum Ende. Es war ein magischer Moment.

Anne geht danach in ihr Dienstzimmer und schreibt die Geschichte sofort auf. Sie gibt die Geschichte Maltes Eltern. Sie ist wie ein Vermächtnis.

Das Leben schenkt uns Brücken für eine Zukunft mit dir

Drei Jahre nach Maltes Tod holen seine Eltern die Geschichte wieder hervor. Es entsteht die Idee für sein Buch und sie finden in Nora Paehl eine Illustratorin, die der Geschichte konkrete Bilder schenkt und sie gemeinsam mit seinen Eltern neu zum Leben erweckt. Maltes Buch entsteht mit vielen Tränen und lachenden Erinnerungen.

Dieser Prozess ist eine besondere Art der Trauerarbeit. Sie ist zutiefst verbunden mit Malte und daher schmerzhaft und heilsam zugleich. In seiner Geschichte verdichten sich so viele Erinnerungen an Malte, seine Identifikation mit den Charakteren der Freunde. Oho war oft wild im Kindergarten und wenn die Erzieherinnen Malte ermahnten, konnte er ganz unschuldig schauen und sagen: »Das war nicht ich; das war Oho, der so übertreibt.« Kuscheltiere sind Kindern sehr nah, trösten und hecken Späße aus. Sie sind Tag und Nacht dabei, schlafen im selben Bett, eingekuschelt auf engem Raum. Kuscheltiere haben

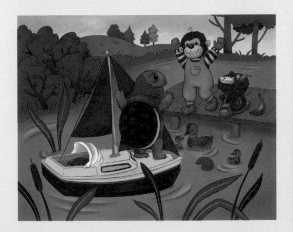

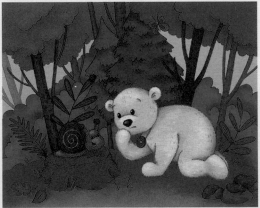

für Kinder diese besondere Bedeutung, die Nähe schenkt und immer bleiben kann.

So wie Malte mit letzter Kraft sein Vermächtnis erzählt hat und dabei seine treuen Freunde, seine Kuscheltiere, wie eine Familie verbunden hat, so machen sich seine trauernden Eltern auf andere Art auf den Weg, Malte zu begegnen. Es findet sich, dass ein Buch für Kinder und Erwachsene entsteht und in diesem Prozess Malte noch einmal vor und mit seiner Krankheit lebendig wird. Da ist sie, die Erfahrung, dass Malte trotz seines Todes ganz lebendig in seinen Eltern, seiner Familie, seinen Freunden wird. Diese heilsame Wärme, die sich im Herzen ausbreitet und die Hoffnung weckt, dass Malte auf andere Art immer bei ihnen sein wird.

Maltes Vermächtnis ist aufgegangen. Nicht nur für seine Familie, sondern mit seinem Buch jetzt für alle, die es sehen und lesen. Seine Eltern besuchen die Trauergruppe einer Elterninitiative krebskranker Kinder und haben gemeinsam mit anderen Eltern die Gedenkfeier am zweiten Sonntag im Dezember, dem *World Wide Candle Lightning Day,* gestaltet. Maltes Buch wurde vorgelesen und andere Eltern erzählten mit Bildern von den Kuscheltierfreunden ihrer Kinder deren Geschichten. Sich in der Trauer zu verbinden, im Schmerz ein Wir zu fühlen, hat eine heilsame Kraft – und einen Zauber. Auch dieser WWCLD 2021 hatte magische Momente, in denen Eltern ihren verstorbenen Kindern ganz nah waren.

Dr. phil. **Carmen Birkholz** arbeitet und forscht in ihrem Institut für Lebensbegleitung in Essen und Wilhelmshaven u. a. zu Trauer und zu einem guten Leben mit Demenz. Sie ist die 1. Vorsitzende des Bundesverbandes Trauerbegleitung e. V. (BVT) und als Supervisorin, Trauerbegleiterin und Palliative-Care-Trainerin tätig.

Kontakt: birkholz@institut-lebensbegleitung.de
Website: www.institut-lebensbegleitung.de

Bericht von der Messe »Leben und Tod« in Freiburg vom 21.–22. Oktober 2022

Christoph Bevier

Unser Bundesverband Trauerbegleitung hatte einen Stand auf der Messe »Leben und Tod«, der am Freitag von Susanne Bachtler, Stefanie Schnitzler, Christoph und Marianne Bevier und am Samstag von Susanne Bachtler, Stefanie Schnitzler und Petra Brüggen betreut wurde. In diesem Beitrag gebe ich keinen Bericht über die Messe, sondern beschränke mich auf einige Erfahrungen, die wir am Stand des BVT gemacht haben.

Am eindrücklichsten fand ich die vielen Gespräche, die am ausgestellten Sarg, in dem die Menschen probeliegen konnten, möglich waren. Manche standen überlegend vor dem offenen Sarg und waren froh, angesprochen zu wer-

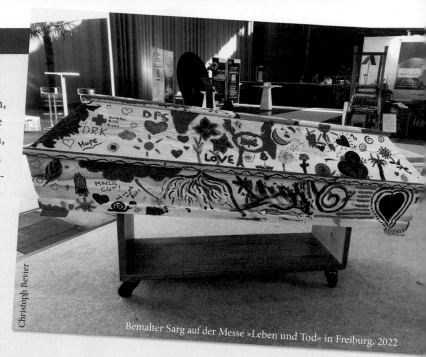

Christoph Bevier

Bemalter Sarg auf der Messe »Leben und Tod« in Freiburg, 2022

den und über das sprechen zu können, was in ihnen vorging. Sie wogen die Überlegung, sich in den Sarg zu legen, hin und her, manche entschieden sich dagegen, andere blieben unentschlossen, gingen noch eine Weile über die Messe und kamen nach zwei oder drei Stunden zurück und legten sich dann in den Sarg. Andere waren sofort entschlossen und legten sich hinein. Manche traten zögernd, vorsichtig und ehrfurchtsvoll in den Sarg, andere fröhlich und lachend. Manche legten die Füße übereinander und lagen wie auf einem Sofa. Andere ließen sich den Sarg schließen und blieben überraschend lange im geschlossenen Sarg.

Auch die Erfahrungen, die die Menschen machten, waren unterschiedlich und zugleich doch an einem Punkt ähnlich: Alle erlebten die Erfahrung im Sarg als positiv. Reaktionen waren zum Beispiel: »Draußen ist der Lärm und der Betrieb, hier drin ist es ruhig.« Ein junges Mädchen sagte, im Sarg sei es »total angenehm« gewesen, sie habe gut schlafen gekonnt. »Man ist ganz raus aus allem.« Ruhe, Geborgenheit, Freiheit, Ausgeglichenheit waren Beschreibungen für die Erfahrung im Sarg.

Die Kreativwerkstatt, die das Bemalen eines Sarges ermöglichte, wurde stark frequentiert und besonders stark beeindruckte mich eine Familie mit einem zweijährigen Kind, die ein zweites Kind vor einigen Monaten verloren hatte und jetzt die Messe als Gestaltung ihrer Trauer besuchte. Das kleine Kind stieg in den offenen Sarg, der Vater kniete daneben und die Mutter betrachtete das rührende Bild im Stehen. Die Familie malte auch lange an dem Sarg, der gestaltet werden konnte. In einer anderen Begegnung malte eine trauernde Frau lange an dem Sarg und ihr Mann stand hinter ihr und stärkte ihr den Rücken.

Am Stand selbst war reger Besuch und es kam zu vielen interessanten Gesprächen über Verlust- und Trauererfahrungen, unterschiedliche Verständnisse von Sterben und Tod, die Arbeit des BVT, Trauerbegleitung, Curricula und anderes.

Besonderen Dank geht an Susanne Bachtler, die über beide Tage die Hauptverantwortung für das Management am Stand trug und vorbildlich meisterte, und an Stefanie Schnitzler, die beide Tage die Trauerkreativwerkstatt betreut hat.

Christoph Bevier war als evangelischer Pfarrer in Gemeinde, Gefängnis und Gymnasium tätig und arbeitet derzeit als Klinikpfarrer in einer psychiatrischen Klinik. Er ist Supervisor im Bereich von Hospiz, Krankenhaus, Seelsorge.

Kontakt: ChristophBevier@t-online.de

Jubiläumstagung – 10 Jahre Leidfaden

Am 4. und 5. Juli 2022 fand zum 10-jährigen Jubiläum des *Leidfaden* in Göttingen das Symposium »Zuversicht« statt. In diesen Zeiten der Erschütterung durch Pandemie, Krieg und Klimawandel erschien den Veranstaltern – die Klinik für Palliativmedizin an der Universitätsmedizin Göttingen und der Verlag Brill Deutschland/Vandenhoeck & Ruprecht – das Thema »Zuversicht« nicht nur in den engen Aspekten von Trauer mehr als angebracht.

Vor nahezu 100 Teilnehmenden beleuchteten 16 Referierende das Thema aus den Bereichen Theologie, Palliativmedizin, Soziologie/Migration, Kunst, persönlicher Erfahrung mit der Flut im Sommer 2021 und sogar der Physik. Ein Festvortrag mit stimmgewaltigen Opernausschnitten beendete den ersten Tag. Am zweiten Tag wurden Workshops mit Zugangswegen zum Thema angeboten.

Die Tagung endete mit einem launigen Bericht über einen Kinder-Wunsch (nämlich der Gründung einer solchen Zeitschrift) und die Geburt des *Leidfaden* vor 10 Jahren. Der Aufruf nach Pat:innen (Abonnent:innen) ist in dem besonderen Tagungsort, der Alten Mensa in Göttingen, hoffentlich nicht verhallt.

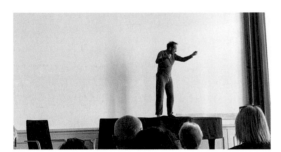
Auf der verzweifelten Suche nach Zuversicht

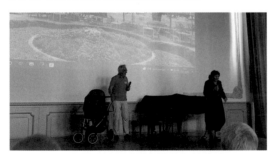
Der Bericht von der Geburt des kleinen *Leidfaden*

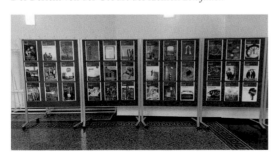
Ein ansehnliches Zeitschriftenvolumen

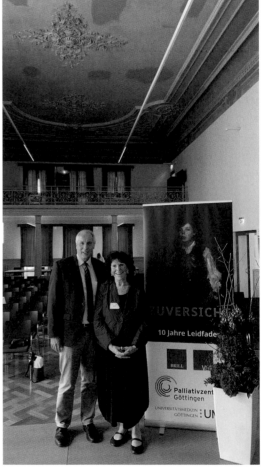
Glückliche Veranstalter Friedemann Nauck und Monika Müller

Leidfaden, Heft 1 / 2023, S. 102, ISSN 2192-1202, © 2023 Vandenhoeck & Ruprecht

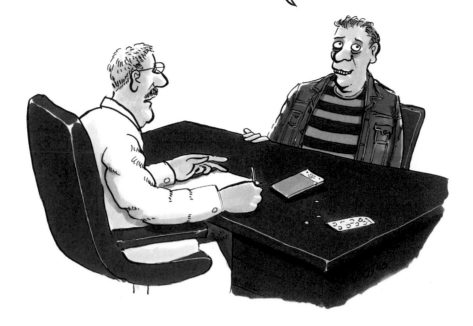

Woessner / toonpool.com

Vorschau Heft 2 | 2023

Krise ohne Glauben

Kein Gott – kein Trost?
Krisenbewältigung konfessionsloser Menschen

Atheistische Seelsorge

**Sterben und Trauern ohne Glauben –
geht das überhaupt?**

Die säkulare Bestattung

Ansätze einer säkularen Wohlsorge
Wieso es sie braucht und was sie leisten kann

Die gelungene weltliche Trauerrede

**Die kirchliche Bestattung
Konfessionsloser**
Zur Praxis der evangelischen Kirchen

**»Mit Glaubensfragen werde ich
kaum konfrontiert« – Erfahrungen
einer Hausärztin**

u. a. m.

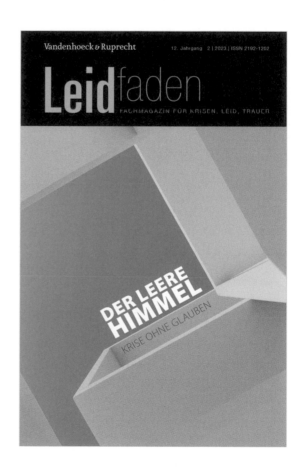

Impressum

Herausgeber/-innen:
Rainer Simader, Dachverband Hospiz Österreich, Ungargasse 3/1/18, A-1030 Wien
E-Mail: simaderr@gmail.com

Prof. Dr. med. Lukas Radbruch, Zentrum für Palliativmedizin,
Von-Hompesch-Str. 1, D-53123 Bonn
E-Mail: Lukas.Radbruch@ukbonn.de

Dr. phil. Sylvia Brathuhn, Frauenselbsthilfe Krebs e. V.,
Landesverband Rheinland-Pfalz/Saarland e. V.
Schweidnitzer Str. 17, D-56566 Neuwied
E-Mail: Brathuhn@t-online.de

Prof. Dr. Arnold Langenmayr (Ratingen), Dipl.-Sozialpäd. Heiner Melching (Berlin),
Monika Müller, M. A. (Rheinbach), Dipl.-Päd. Petra Rechenberg-Winter M. A. (Hamburg),
Dipl.-Pflegefachfrau Erika Schärer-Santschi (Thun, Schweiz),
Dipl.-Psych. Margit Schröer (Düsseldorf), Rainer Simader (Wien),
Prof. Dr. Reiner Sörries (Erlangen), Peggy Steinhauser (Hamburg)

Bitte senden Sie postalische Anfragen und Rezensionsexemplare
an Monika Müller, KAB-Ring 22, D-53359 Rheinbach

Wissenschaftlicher Beirat:
Dr. Colin Murray Parkes (Großbritannien), Dr. Sandra L. Bertman
(USA), Dr. Henk Schut (Niederlande), Dr. Margaret Stroebe
(Niederlande), Prof. Robert A. Neimeyer (USA)

Redaktion:
Ulrike Rastin M. A. (V. i. S. d. P.),
BRILL Deutschland GmbH
Vandenhoeck & Ruprecht
Robert-Bosch-Breite 10, D-37079 Göttingen
Tel.: 0551-5084-423
E-Mail: ulrike.rastin@v-r.de

Bezugsbedingungen:
Die Zeitschrift erscheint viermal jährlich. Es gilt die gesetzliche Kündigungsfrist
für Zeitschriften-Abonnements. Die Kündigung ist schriftlich zu richten an:
HGV Hanseatische Gesellschaft für Verlagsservice mbH, Leserservice,
Teichäcker 2, 72127 Kusterdingen, E-Mail: v-r-journals@hgv-online.de.
Unsere allgemeinen Geschäftsbedingungen, Preise sowie weitere Informationen
finden Sie unter www.vandenhoeck-ruprecht-verlage.com.

Verlag:
BRILL Deutschland GmbH, Robert-Bosch-Breite 10,
D-37079 Göttingen; Tel.: 0551-5084-40, Fax: 0551-5084-454
www.vandenhoeck-ruprecht-verlage.com

ISSN 2192-1202
ISBN 978-3-525-80622-7
ISBN 978-3-647-80622-8 (E-Book)

Umschlagabbildung: ruewi / photocase.de

Verantwortlich für die Anzeigen: Ulrike Vockenberg, Brill Deutschland GmbH,
Robert-Bosch-Breite 10, D-37079 Göttingen, Kontakt: anzeigen@v-r.de

Gestaltung, Satz und Lithografie: SchwabScantechnik, Göttingen
Druck und Bindung: Beltz Grafische Betriebe GmbH, Bad Langensalza

Printed in Germany